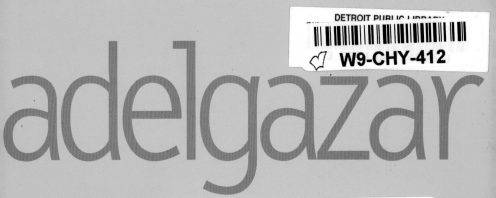

adelgazar

Marie Borrel

MARABOUT

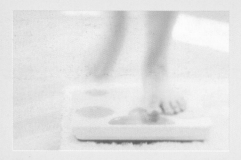

índice

MAY 2008

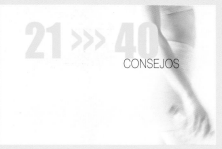

21 >>> 40
CONSEJOS

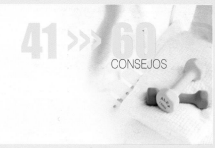

41 >>> 60
CONSEJOS

introducción

las aventureras de los kilos perdidos

Los grandes titulares de la prensa sobre las mil y una formas de perder los kilos acumulados durante el invierno marcan mucho mejor la llegada de la primavera que el vuelo de las golondrinas. Son muchas las (y cada vez más los) que quisieran deshacerse de esas redondeces indeseables. La tentación de adelgazar cuanto antes es tan grande que no resulta difícil lanzarse sobre cualquier dieta "relámpago" con la esperanza de que un hada buena, conmovida por esas privaciones, recompense a las candidatas a la esbeltez con un cuerpo que, en la mayoría de los casos, nunca han tenido, o lo perdieron desde hace mucho tiempo...

Los fantasmas que hay que olvidar

Detrás de este deseo, muy a menudo se ocultan algunos fantasmas: "Si pierdo algunos kilos, estaré menos cansada, tendré el valor de cambiar de trabajo, me respetarán más..." Pero, incluso si conseguimos perder peso, a veces lo recuperamos rápidamente. Esto se debe a dos razones: en primer lugar, el organismo, estresado y sometido a demasiadas privaciones, se recupera y reconstituye sus reservas. En segundo lugar, como los problemas asociados a la pérdida de peso no se resuelven por arte de magia, preferimos, inconscientemente, recobrar dichos kilos para evitar la dura realidad: debemos enfrentar cada problema, pues ninguno se resuelve por sí solo.

No debe olvidarse que el adelgazamiento muchas veces requiere un seguimiento médico serio. Si se desea perder 4 o 5 kilos antes de las vacaciones, no es difícil: usted puede hacerlo por su cuenta, siempre y cuando no tenga algún problema de salud declarado, pero si padece alguna enfermedad (hipertensión, diabetes, problemas cardiacos o respiratorios, etc.), es mejor pedir consejo a un médico especializado. De la misma forma, si usted tiene que perder más de 10 kilos, es mejor adelgazar bajo vigilancia médica con el fin de encontrar las posibles causas de su aumento de peso y evitar algunos errores.

Las preguntas que hay que plantearse

A pesar de esto, es válido tener deseos de adelgazar para sentirse mejor con su cuerpo, ayudarlo a funcionar en las mejores condiciones, reconciliarse con su imagen, moverse a gusto, vestirse, etc. Pero antes, debemos plantearnos algunas preguntas y responderlas sinceramente: ¿qué esperamos de un régimen? ¿Qué peso deseamos alcanzar? ¿Deseamos perder kilos para estar a la moda o porque corresponde a nuestra complexión?

Es benéfico, tanto para la mente como para el cuerpo, encontrar nuestro peso adecuado, es decir, con el que nos sentimos bien estética, moral y físicamente; no sirve de nada fijarse una meta imposible de alcanzar, pues no la conseguiremos a pesar de todos nuestros esfuerzos.

La forma correcta de alimentarse

Una vez planteados los objetivos, llega el momento de elaborar un plan de ataque. Es cierto que para adelgazar habrá que comer menos, pero sobre todo, mejor: adquiriendo nuevos hábitos alimenticios, descubriendo nuevos placeres gustativos y reconciliando las delicias del paladar con el bienestar del cuerpo. Es hora de adoptar una alimentación sana, fresca y variada, que incluya muchas hierbas aromáticas que realcen los sabores.

Es decir, que para adelgazar permanentemente no es necesario sacrificar el placer de comer. ¡Por el contrario! Hay que convertirlo en algo cotidiano, modificando poco a poco nuestros deseos y gustos espontáneos.

La ayuda que podemos esperar

Durante esta reforma alimentaria, es posible conseguir ayuda de mil maneras. En el ámbito psicológico, empiece a trabajar en la imagen que tiene de usted misma, en las relaciones que mantiene con esta imagen y en lo que esconden sus variaciones de apetito.

Para esto, puede recurrir a la psicología clásica o también dirigirse a otros campos, como la hipnosis o la programación neurolingüística (PNL).

En lo referente al cuerpo, el ejercicio es indispensable: aumenta el gasto de energía, favorece los cambios celulares y activa la eliminación de los desechos orgánicos. La medicina natural también ayuda, pero no debe pedirle más de lo que puede dar: ninguna planta, ningún medicamento homeopático, ninguna vitamina la harán adelgazar por sí solos. Pero si los escoge bien, pueden mejorar la eficacia de un régimen.

Los errores que deben evitarse

Antes que nada, debemos deshacernos a cualquier precio de una falsa idea que lentamente se ha ido asentando en nuestras cabezas: para adelgazar hay que sufrir. Como si debiéramos expiar el famoso pecado de la gula que nuestra cultura judeocristiana ha elevado al rango de pecado capital.

¡Es falso! No solamente se puede adelgazar sin sufrir, sino que, cuanto menos se sufra, más posibilidades se tendrán de mantener el peso ideal. Esto no significa que un tratamiento para adelgazar sea encantador; representa un cuestionamiento profundo que pone en juego nuestra psicología,

nuestros hábitos alimenticios y nuestro ritmo de vida. Para no ceder a la primera tentación o a la primera decepción, busquemos un compromiso que se adapte a nuestros gustos, a nuestros hábitos y a las necesidades de nuestro organismo.

Se trata de una auténtica reeducación, de una nueva y profunda programación. Es cuestión de buscar la verdadera esbeltez, no la imagen idealizada de las revistas; su figura, la que la hace feliz porque la reconciliará con usted misma y con los demás.

¿cómo utilizar este libro?

> **Los pictogramas al pie de la página le ayudarán a identificar todas las soluciones naturales que están a su disposición:**

Fitoterapia, aromaterapia, homeopatía, flores de Bach: respuestas de la medicina alternativa para cada situación.

Ejercicios sencillos para prevenir los problemas fortaleciendo su cuerpo.

Masajes y técnicas al servicio de su bienestar.

Todas las claves para descubrir soluciones a través de la alimentación.

Consejos prácticos que podrá adoptar diariamente para prevenir antes que curar.

Psicología, relajación, zen: consejos para hacer las paces consigo misma y encontrar la serenidad.

> **Un programa completo para resolver todos sus problemas de salud.**
> **¡Ahora le toca a usted!**

Este libro propone un programa a la medida de sus necesidades que le permitirá enfrentar el problema que le afecta. Consta de cuatro etapas:

- **Un test preliminar** le ayudará a analizar la situación.
- **Los primeros 20 consejos** le permitirán actuar sobre su vida diaria para prevenir los problemas de manera eficaz y mantenerse en forma.
- **20 consejos un poco más precisos** la guiarán para saber más y enfrentar las dificultades a medida que se manifiesten.
- **Los últimos 20 consejos** están reservados para los casos más difíciles, cuando la prevención y las soluciones alternativas ya no bastan.

Al final de cada segmento de consejos, una persona que enfrenta el mismo problema que usted relata y comparte su experiencia.

Puede seguir rigurosamente este recorrido guiado poniendo en práctica sus consejos uno tras otro. También puede tomar de aquí y de allá las recomendaciones que considere más adecuadas para su caso en particular, o que sean más fáciles de aplicar en su vida cotidiana. Finalmente, puede seguir las instrucciones en función de su situación: ya sea como simple prevención o para tratar un problema manifiesto.

¿de dónde vienen sus kilos de más?

Responda honestamente las siguientes afirmaciones.

7.	Me cuesta trabajo eliminar (transpiro poco, el calor me hincha…).
8.	Tengo mucha celulitis.
9.	No me gusta mirarme en el espejo y me siento acomplejada.
10.	Me siento culpable por no lograr adelgazar.
11.	Me importan los dictados de la moda.
12.	Tengo una vida muy estresante.

1.	Sigo regímenes muy restrictivos y flaqueo después de algunos días.
2.	Como todo el día.
3.	No desayuno.
4.	Me encantan los alimentos grasosos y dulces y como pocas frutas y verduras.
5.	No hago ejercicio.
6.	Me cuesta trabajo controlar mi apetito.

Si respondió SÍ a las afirmaciones 1 a 4, lea los consejos **1** a **20**.
Si respondió SÍ a las afirmaciones 5 a 8, vaya a los consejos **21** a **40**.
Si respondió SÍ a las afirmaciones 9 a 12, lea los consejos **41** a **60**.

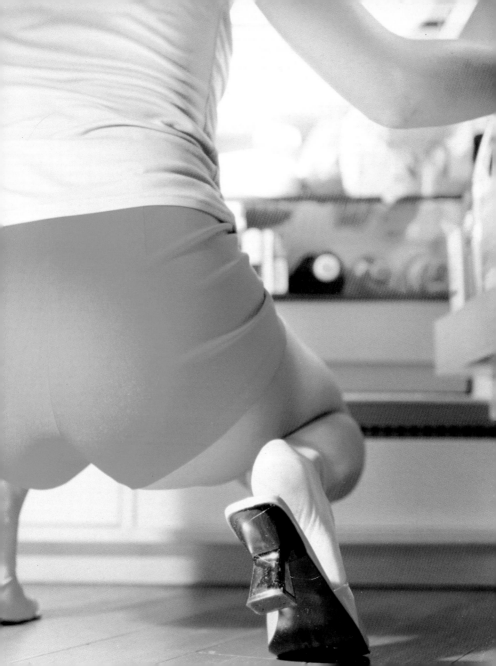

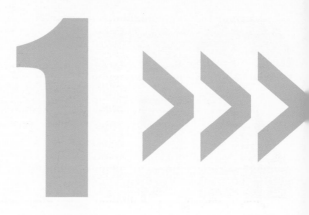

>> Es cierto, ya no están de moda los regímenes restrictivos con báscula y libreta en mano para acosar a la más mínima caloría. ¡Los médicos han dejado de torturarnos!

>>> Pero esto no quiere decir que se pueda adelgazar comiendo lo que sea. La esbeltez continúa siendo una cuestión de equilibrio entre lo que asimilamos y lo que gastamos.

>>>>> Para perder tranquilamente los kilos de más sin riesgo de recuperarlos, es necesario reformar profundamente su alimentación; adoptar mejores hábitos que se integren a su vida cotidiana no como un castigo, sino como una nueva forma de vida, sin que sea necesario privarse del placer de comer...

20
CONSEJOS

01

Para adelgazar, casi siempre hay que reducir las raciones de alimento, pero sobre todo, se debe comer mejor: escoja alimentos diferentes, descubra otras formas de cocinar, experimente otros placeres...

coma menos, coma mejor

Un saldo excedente

Si ya intentó seguir un régimen muy restrictivo, ya lo habrá comprobado: se priva, soporta, hace esfuerzos y después... desiste. Es cierto, algunos kilos se van como para recompensar nuestro estoicismo, pero regresan muy pronto, como para castigar nuestra falta de constancia.

Si hacemos un balance, con el transcurso de los años acumulamos un número

● ● ● PARA SABER MÁS

> Su cuerpo es un compañero valioso, una máquina increíblemente compleja, siempre dispuesta, incluso cuando sufre algunas fallas. Véalo como un amigo al que debe ayudar en un trabajo difícil.

> Le será más fácil proporcionar a su cuerpo lo que lo beneficia, y dejar a un lado, sin demasiada frustración, lo que le hace daño.

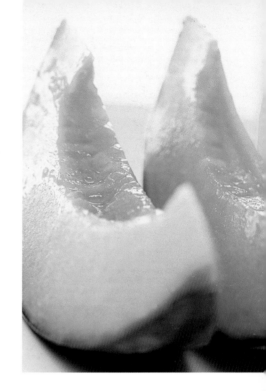

impresionante de kilos perdidos, y una cantidad todavía más sorprendente de kilos recuperados. Resultado: en el mejor de los casos, cero, en el peor, un saldo de peso excedente.

Algunos trucos que funcionan…

Borre todo y vuelva a empezar. Primero, no fije su atención en lo que está prohibido, sino en lo que está permitido: en lugar de decirse:"no debo comer mermelada", dígase:"voy a probar todas las frutas de temporada; iré al mercado para escogerlas frescas". De la misma forma, reemplace la frase: "se acabaron los alimentos fritos", por la siguiente: "voy a disfrutar probando todos los aceites al natural que aún no conozco". Esto le abrirá nuevos horizontes de placer que tal vez usted no imaginaba.

Organícelo todo en función de una sencilla regla: no suprimir nada, excepto las golosinas (*véase* Consejo 5) y las grasas cocidas (*véase* Consejo 6), e intente dar prioridad a los alimentos que aportan muchos nutrientes y pocas calorías: las verduras, ante todo, pero también las frutas, los pescados magros, los productos lácteos bajos en grasa…

EN POCAS PALABRAS

* Para adelgazar de manera permanente cambie sus hábitos.

* Fije su atención en los alimentos autorizados: descubrirá otros placeres.

* Dé prioridad a los alimentos que aportan muchos nutrientes y pocas calorías.

02

escuche a su apetito

Nuestro organismo se orienta a través de una guía muy perfeccionada: el apetito. Hambre, preferencias alimenticias y antojos irrumpen generalmente en función de nuestras necesidades. Aprenda a reconciliarse con esta guía infalible.

¡El cerebro es el que tiene hambre!

Durante décadas, se explicó el hambre como un estado de vacío en el estómago, después, como una baja en el nivel de azúcar en la sangre. Actualmente sabemos que nuestro cerebro tiene hambre. Está al tanto del estado de nuestras reservas energéticas y, cuando éstas disminuyen, pone en funcionamiento las señales de hambre (hipersalivación, vacío en el estómago…) con el fin de incitarnos a comer.

●●● PARA SABER MÁS

> Si todos los alimentos tuvieran el mismo sabor, tendríamos bastantes problemas para variar nuestra alimentación. Nuestro sentido del gusto es muy sofisticado: pone a trabajar miles de receptores específicos que actúan en conjunto con el olfato y la vista…

> Nuestras papilas gustativas aceptan mejor un platillo con buen olor y buena presentación que un platillo sin gracia que huele mal.

Una reeducación necesaria

Como nuestro cuerpo tiene la necesidad permanente de energía, el cerebro, que controla nuestras emociones, continúa abasteciéndolo. Por lo tanto, no es sorprendente que a veces el proceso del hambre se altere debido a emociones violentas que nos inducen a comer cuando nuestro cuerpo no lo necesita, o al contrario, a ayunar cuando desfallecemos.

Para discernir entre la información "correcta" y los mensajes "alterados", hay que reeducar el apetito. Usted puede, por ejemplo, imponerse un tiempo de espera entre el deseo de comer y el momento de llevarse un alimento a la boca. Diez minutos son suficientes para empezar: relájese, concéntrese en lo que pasa dentro de su cuerpo, escuche sus sensaciones... A menudo, esto es suficiente para eliminar los antojos puramente emocionales.

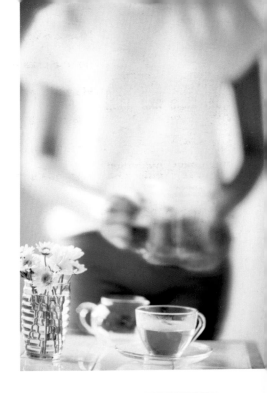

> **Nuestra memoria gustativa influye en nuestros gustos personales: cuanto más variamos lo que comemos, más se enriquecen nuestros gustos. Y esto desde la más temprana edad. Es el momento de ampliar su repertorio alimentario.**

 EN POCAS PALABRAS

* El cerebro controla nuestro apetito: es el que desencadena la sensación de hambre.

* El cerebro controla las emociones; por lo tanto, no es sorprendente que éstas influyan en el apetito.

* Reeduque su apetito para que pueda confiar en él.

03

evite los regímenes poco realistas

Florecen cada primavera como las margaritas en el campo: régimen disociado, régimen Atkins, régimen Mayot... La prensa alaba sus méritos y luego los arroja al cesto de la basura a causa de los estragos que provocan. Por lo mismo, hay que evitarlos.

Desnutrición, palidez y cansancio

Hace algunas décadas, las revistas alababan las virtudes del régimen disociado. Había que comer un día frutas, al día siguiente verduras, al siguiente carne... Se adelgazaba rápidamente, ya que es difícil comer una gran cantidad de un mismo alimento durante todo un día, pero muy pronto, a falta de nutrientes, estábamos pálidas y cansadas. Después, al interrumpir el régimen, se recuperaban de inmediato los

● ● ●   PARA SABER MÁS

> Los sustitutos de las comidas son polvos o cremas destinados a suplantar una comida completa. Están enriquecidos con nutrientes que evitan las carencias graves. Aunque su empleo debe limitarse, es mejor un sustituto de comida que omitirla o caer en un atracón intempestivo.

> No se alimente únicamente de sustitutos: no constituyen un buen aporte nutricional y pueden alterar su comportamiento alimentario. Generalmente se aconseja limitar su consumo a una comida por día, dos como máximo.

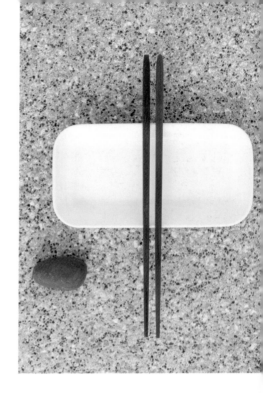

kilos perdidos. Lo mismo sucedió en los años siguientes con el régimen Mayot (muchos huevos, un poco de verduras, nada de carbohidratos ni de grasas); el régimen Atkins (únicamente proteínas y lípidos en la cantidad que deseáramos) o el régimen Hollywood (únicamente frutas, en el marco de menús tipo).

Lento, pero seguro

Estos regímenes pasan de moda muy rápidamente, ya que no solamente son ineficaces, sino que provocan el conocido efecto del "yo-yo", con todos los daños que eso ocasiona a nuestro desorientado organismo: carencias nutricionales, inestabilidad del ponderostato, estrés celular…

Estos absurdos regímenes deben evitarse. Si usted quiere perder peso sin recuperarlo, tenga presente esto: la rapidez no combina con la estabilidad. Es mejor perder 1 kilo por semana, con buenos hábitos alimenticios, que 3 kilos en unos cuantos días y recuperar 4 en los días siguientes. Esto se debe a que el cuerpo tiene una especie de memoria: si lo privamos exageradamente guarda el recuerdo de este estrés, y cuando lo reabastecemos de manera normal, forma una pequeña reserva para enfrentar una eventual escasez.

EN POCAS PALABRAS

* Proscriba los regímenes absurdos.

* Se pierden kilos rápidamente, pero se recuperan aún más rápido.

* En materia de adelgazamiento, la estabilidad no combina con la velocidad. Perder un kilo por semana es más que suficiente.

04

beba mucha agua

Para adelgazar, también hay que ayudar al organismo a eliminar desechos. Además, la pérdida de grasa corporal produce toxinas adicionales. Por eso es tan importante beber una cantidad suficiente de agua.

Un excedente de desechos

Nuestro cuerpo está conformado por 70% de agua. Todas nuestras células se encuentran en un líquido intersticial por el cual transitan tanto los nutrientes que necesitan como los desechos que producen. El agua es también el componente principal de nuestros líquidos corporales: sangre, linfa… Incluso nuestros huesos, que parecen tan secos y duros, contienen 30% de agua. Si beber agua es de por sí

● ● ● PARA SABER MÁS

> Los minerales que contiene el agua mineral poseen en general una buena biodisponibilidad. Esto quiere decir que el organismo no tiene problemas para absorberlos y utilizarlos, lo que no sucede con todos los alimentos.

> Para adelgazar, escoja de preferencia agua baja en sodio, pero rica en magnesio y en sulfatos. Lea bien las etiquetas: ahí encontrará la composición mineral exacta.

indispensable para todo el mundo, resulta aún más importante cuando se sigue un régimen de adelgazamiento, ya que nuestro cuerpo tendrá que buscar en sus reservas grasas para encontrar la energía que necesita. Para ello debe realizar operaciones metabólicas que producen toxinas, por lo tanto, hay que beber mucha agua para ayudar a los órganos emuntorios (principalmente riñones e intestinos) a eliminar este excedente de toxinas.

Minerales sin calorías

Además, durante el adelgazamiento, nuestro cuerpo necesita nutrirse de forma diferente: menos aportes energéticos, pero también, e incluso en mayor medida, aportes nutricionales (vitaminas, minerales…). Ahora bien, el agua mineral es rica en minerales y en oligoelementos y tiene un componente calórico nulo. Es algo que debe aprovecharse. Algunas aguas minerales tienen la reputación de

ayudar a perder peso. Ninguna adelgaza, pero algunas tienen composiciones minerales que incrementan la diuresis, es decir, el volumen de eliminación de orina. Como regla general, se aconseja beber un litro y medio por día. No vacile en exceder este límite durante su régimen.

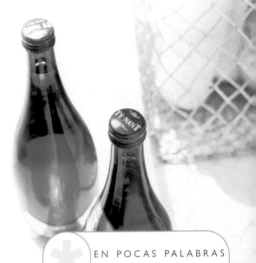

> No beba siempre la misma agua, sobre todo si está muy mineralizada (no por más de un mes). Combine las marcas para así variar también el aporte de minerales.

* EN POCAS PALABRAS

* Durante un régimen de adelgazamiento, hay que beber mucha agua.

* La eliminación de grasas produce toxinas que el organismo debe desechar.

* El agua mineral constituye un aporte nutricional sin calorías.

05

elimine los azúcares ocultos

Ya suprimió el azúcar blanca en su café y ya no endulza su yogur pero, ¿sabía usted que muchos otros alimentos contienen azúcar? Un solo vaso de bebida gaseosa contiene el equivalente a 5 o 6 terrones de azúcar.

Tartas, golosinas, salsas, sopas…

El azúcar blanca refinada es el único alimento que podemos omitir sin arriesgarnos a sufrir alguna carencia de nutrientes. Se aconseja que todas las personas la supriman, ya que causa muchos problemas. Se extrae de la remolacha (betabel) o de la caña de azúcar por medio de un procedimiento de refinación que destruye todos los nutrientes que contiene. Lo único que queda es sacarosa, misma

● ● ● PARA SABER MÁS

> El sabor dulce es el primero al cual un recién nacido reacciona con placer, ya que proporciona seguridad y consuelo. Si lo necesita, intente con los edulcorantes sintetizados. Aunque no aportan nutrientes (excepto el aminoácido que los constituye), tienen muy pocas calorías.

> Cuando se sigue un régimen, los edulcorantes sintetizados permiten satisfacer el deseo de consumir azúcar sin que se mueva la aguja de la báscula.

que el cuerpo transforma rápidamente en glucosa y en fructosa, que son muy fáciles de asimilar. A menudo, el azúcar refinada se esconde en los productos industriales: bebidas gaseosas, tartas, golosinas, salsas…

Falta de nutrientes y kilos de más

Si no prestamos suficiente atención, absorberemos cada día más de los 25 gramos de azúcar rápida que necesitamos; el organismo almacena inmediatamente este excedente de azúcar en forma de grasas. Para él, se trata de una transformación sencilla y rápida.

Además, el azúcar refinada necesita ciertos micronutrientes para que el cuerpo la asimile, principalmente vitaminas del grupo B y cromo, nutrientes que ya no contiene puesto que se eliminaron durante el proceso de refinación. Por lo tanto, el organismo debe buscar en sus propias reservas para encontrar estas sustancias. Esto trae como consecuencia carencias nutricionales que se añaden al aumento de peso.

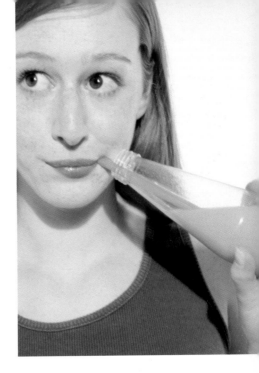

> **No obstante, hay que tener cuidado: es mejor modificar la relación con el azúcar, por ejemplo, apreciar el café y las infusiones al natural antes de recurrir sistemáticamente a los edulcorantes.**

 EN POCAS PALABRAS

* El azúcar blanca es el único alimento que todas las personas deberían suprimir.

* El organismo se ve obligado a buscar en sus reservas para asimilarla, lo cual ocasiona carencia de nutrientes.

* Tenga cuidado con los azúcares ocultos: bebidas gaseosas, tartas, golosinas, salsas…

06

escoja las grasas más convenientes

Durante mucho tiempo, las grasas se han limitado al máximo en los regímenes adelgazantes, incluso se han eliminado totalmente. No obstante, nuestro cuerpo las necesita para funcionar adecuadamente: hay que encontrar la justa medida y no comer cualquier tipo de grasa.

La flexibilidad del cerebro

En cuestión de calorías, todas las grasas vienen a ser lo mismo. En su estado natural, en las plantas y en los animales, las grasas constituyen una especie de depósito donde se almacena el máximo de energía en un mínimo de volumen. Así, los alimentos grasos contienen más calorías: 9 por cada gramo, contra 3 o 4 por un gramo de carbohidratos. Aun así, no debe eliminarlas de su alimentación, ya que co-

●●● PARA SABER MÁS

> Tenga cuidado con las grasas ocultas: embutidos, tartas, salsas, alimentos preparados…

> Evite los alimentos fritos: el calor intenso destruye los componentes del aceite, y una gran cantidad de él penetra en los alimentos. La grasa de ganso o de pato es la única grasa animal que posee un buen equilibrio de ácidos grasos esenciales.

rrería el riesgo de padecer graves carencias alimenticias. Las membranas de nuestras células están formadas, en gran parte, por grasas que les ayudan a mantener su elasticidad y, de esta forma, asegurar el paso correcto de información. Si no comemos suficientes alimentos grasosos, las paredes celulares se vuelven rígidas y la información pasa mal de una célula a otra. Poco a poco, todo el organismo se vuelve lento y envejece prematuramente, principalmente el cerebro y el sistema nervioso.

Dos cucharadas soperas por día

Si usted desea adelgazar, deberá limitar el aporte de grasas y dar prioridad a los aceites vegetales. Éstos contienen los ácidos grasos esenciales (mono y poliinsaturados) que nutren las paredes celulares. Consúmalos de preferencia sin freír, ya que algunos ácidos grasos son frágiles y el calor los destruye. Pero aléjese de las grasas animales (mantequilla, quesos, carnes grasas…),

que contienen ácidos grasos saturados malos para sus arterias. Sólo el pescado contiene ácidos grasos buenos. Cuando se sigue un régimen estricto, se puede tomar una cucharada sopera de aceite crudo por comida. Varíelos, así gozará de sabores y de composiciones diferentes en los ácidos grasos esenciales de los aceites de oliva, de semilla de uva, de girasol, de maíz, de sésamo (ajonjolí), etcétera.

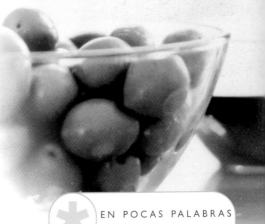

> Cuando se sigue un régimen de adelgazamiento, puede utilizar media cucharada cafetera de grasa de pato o de ganso para aderezar un plato de verduras, por ejemplo, en lugar de una cucharada de aceite.

EN POCAS PALABRAS

* Las grasas contienen muchas calorías: 9 por cada gramo.

* Nuestras células necesitan grasas para funcionar. Por lo tanto, no hay que eliminarlas totalmente.

* Evite las grasas escondidas y admita una cucharada sopera de aceite crudo por comida.

07

Se acabaron los regímenes tristes basados en verduras cocidas en agua. Es posible cocinar, mezclar sabores y crear verdaderos manjares respetando la salud y dando gusto a la báscula.

los guisos que ayudan a adelgazar

El ganador en todas las categorías: el estofado

Estofar es una forma de cocción ideal: respeta los sabores, conserva las vitaminas y los minerales, no requiere grasa ni daña los alimentos, pues la temperatura siempre es inferior a los 100 °C. Además, no se pierden los nutrientes, ya que el jugo de la cocción también forma parte del platillo. Pueden cocerse de esta forma la carne magra, las aves, las verduras y las fru-

●●● PARA SABER MÁS

> Tenga cuidado con los asados (gratinados al horno, parrilladas…). Es cierto que en estos casos no se agrega grasa y, lo que es mejor, la grasa escondida de la carne se funde. Pero esta combustión a temperatura alta crea nuevas moléculas muy tóxicas.

> No abuse de los asados y, sobre todo, no consuma las partes ennegrecidas. Evite que el alimento toque la flama durante la cocción.

tas. Las hierbas aromáticas son bienvenidas. Utilice de preferencia una cacerola de acero inoxidable o una cacerola de hierro esmaltado (peltre). Escoja verduras orgánicas y pélalas apenas para conservar el máximo de nutrientes. Para el pescado, opte por la cocción empapelada a fuego medio. Si agrega alimentos ácidos (limón, tomates…) elija el papel sulfurizado (encerado) en lugar del aluminio para evitar que lleguen partículas metálicas a los alimentos.

En agua o al vapor

La cocción en agua es eficaz en términos de adelgazamiento, pero no de nutrición, ya que las vitaminas y los minerales se quedan en el agua de cocción. Si usted desea aprovechar lo que come, no tire esta agua: utilícela para hacer sopas o bases de salsas ligeras. Por el contrario, si consume verduras que posiblemente se trataron con productos químicos, tírelas: las sustancias contaminantes (nitratos, pesticidas…) se irán con el agua… al igual que las vitaminas. Perdemos estas últimas, es cierto, pero al menos no llenamos nuestro organismo con las sustancias contaminantes. En cuanto a la cocción al vapor, ésta preserva mejor el valor nutricional, a condición de no sobrepasar los 100 °C.

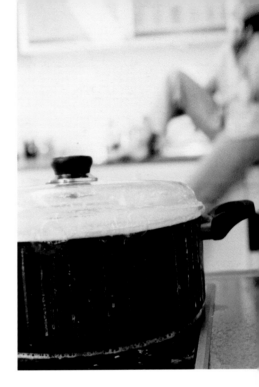

 EN POCAS PALABRAS

* Aprenda a cocinar sanamente, con sazón y pocas calorías.

* Los mejores guisos: el estofado, al vapor y el empapelado a fuego lento.

* Tenga cuidado con los asados: la combustión crea moléculas tóxicas.

08

Incluso durante un régimen de adelgazamiento, el cuerpo necesita de todos los nutrientes para seguir funcionando sin problemas.

No lo prive de lo esencial, confórmese con alejarlo de lo superfluo...

prefiera una alimentación equilibrada

¡Juegue al 421!

¿Está siguiendo un régimen? Ahora más que nunca debe aprender los pormenores del equilibrio alimenticio. Cuando comemos mucho, el organismo siempre (o casi) termina por encontrar lo que necesita en la ración alimentaria. Entonces, puede costarle trabajo eliminar el excedente y las sustancias superfluas. Sin embargo, cuando estamos a dieta, corremos el riesgo de que falten nutrientes. Por lo

● ● ● ● PARA SABER MÁS

> Los carbohidratos son igualmente ricos en fibras alimenticias. Éstas son indispensables por muchas razones. En primer lugar, aumentan el volumen de deposición y facilitan el tránsito intestinal. Cuando faltan, los alimentos demasiado ricos en proteínas provocan constipaciones reacias. En segundo lugar, las fibras alimenticias atrapan una parte de las grasas alimenticias en el intestino y, en tercer lugar, aumentan la sensación de saciedad.

tanto, hay que tener cuidado en equilibrar los aportes nutricionales.

No siempre es fácil delimitar esta noción de equilibrio. Necesitamos proteínas (carne, huevos, pescado, etc.), carbohidratos (cereales, leguminosas, papas, verduras, frutas, etc.) y lípidos (aceites, mantequilla, grasas ocultas). Procure que cada día su alimentación le aporte cuatro partes de carbohidratos, dos partes de proteínas y una de lípidos. Es la regla del 421.

Los consejos básicos

• En primer lugar, nunca excluya totalmente una categoría de alimentos (excepto el azúcar blanca). Además de las eventuales carencias nutricionales, este tipo de privaciones llevan directamente a la frustración, por lo tanto a la transgresión.

• En segundo lugar, no reduzca demasiado las cantidades globales de comida. Para esto, intente dar prioridad a los alimentos que ofrecen mucho volumen y nutrientes con pocas calorías (tomates, ensaladas verdes, verduras crudas variadas, etcétera).

• Finalmente, intente asociar todos los días los alimentos anteriores con otros más consistentes (papas, carne, queso…).

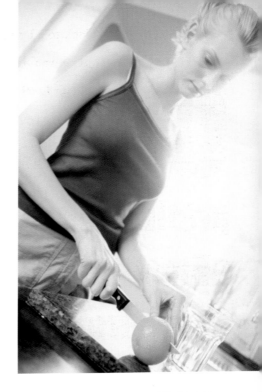

EN POCAS PALABRAS

∗ Un régimen de adelgazamiento representa la oportunidad ideal para encontrar un nuevo equilibrio alimenticio.

∗ Es conveniente comer cada día 4 raciones de carbohidratos por 2 de proteínas y una de lípidos.

∗ Nunca excluya totalmente una categoría de alimentos.

09

tome vitaminas

Otros invitados obligados a nuestras comidas cotidianas son los micronutrientes: vitaminas, minerales y oligoelementos. Sin ellos, corremos el riesgo de hundirnos en un cansancio que nos hará flaquear a la primera oportunidad.
Para adelgazar y continuar en buena forma, hay que tomar vitaminas.

Muy pequeños, pero indispensables

Nuestro cuerpo no puede elaborar estos micronutrientes. Sin embargo, incluso si están presentes en cantidades mínimas, nos son indispensables para realizar con éxito miles de reacciones metabólicas que nos mantienen vivos cada minuto. Los alimentos nos aportan vitaminas, minerales y oligoelementos. Si nos hacen falta, las reacciones bioquímicas son deficientes, el organismo se debilita y nos

●●● PARA SABER MÁS

> Los alimentos bajos en calorías no son necesariamente aconsejables cuando se está a régimen. Es mejor acostumbrarse a comer menos grasa y menos azúcares en lugar de reemplazar sistemáticamente con algún sustituto los alimentos que deben evitarse.

> Excepción: los productos lácteos bajos en grasa proporcionan un aporte adecuado de calcio y no contienen demasiadas grasas animales.

sentimos cansados. A la larga, pueden manifestarse problemas más graves.

Fresco y variado

Para estar segura de proporcionar a su organismo todos los micronutrientes que necesita a pesar de sus restricciones alimentarias, procure variar su alimentación. Coma grandes cantidades de alimentos frescos no industrializados (frutas, verduras, pescado, aves, etc.). No conserve demasiado tiempo sus frutas y verduras, ya que algunas vitaminas se oxidan al contacto con el aire y la luz. Una papa, por ejemplo, pierde de esta manera hasta 90% de su vitamina C. Si bebe jugos de fruta fresca, consúmalos inmediatamente. Si compra frutas y verduras orgánicas o muy poco tratadas con agroquímicos, evite pelarlas en la medida de lo posible: la mayoría de las vitaminas se concentran en la cáscara.

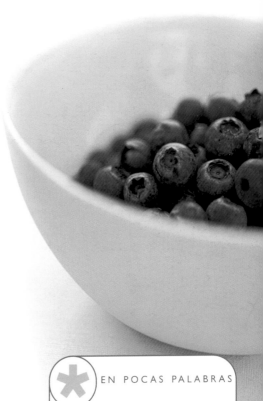

> Además, los contaminantes (herbicidas y pesticidas) tienden a concentrarse en los lípidos de la leche. Por lo tanto, los productos lácteos bajos en grasa son más sanos.

EN POCAS PALABRAS

* Procure no olvidar las vitaminas, los minerales y los oligoelementos.

* Dé prioridad a los productos frescos no industrializados y consuma inmediatamente los alimentos frescos.

* Evite los alimentos dietéticos, salvo los lácteos.

10 olvide las calorías

Durante mucho tiempo, los regímenes se consideraron desde el punto de vista de las calorías. Actualmente, los especialistas en nutrición saben que una caloría de salchichón no es lo mismo que una caloría de manzana.

De 600 a 1 500 calorías por día: la caloría es una unidad de medida que nos permite conocer el valor energético de un alimento. Las calorías se calculan midiendo el tiempo que se necesita para quemar una cantidad determinada de materia en condiciones atmosféricas precisas.

Sin embargo, esta unidad de medida no proporciona datos sobre la composición del alimento.

Los alimentos no se asimilan igual: sabemos que el cuerpo no utiliza de la misma forma 100 g de aceite que 100 g de col; 100 g de pescado que 100 g de manzana; 100 g de dulces que 100 g de clara de huevo… Algunos nutrientes se asimilan fácilmente, mientras que otros necesitan que el organismo realice operaciones metabólicas que consumen energía. Al final, el resultado es totalmente diferente.

● ● ● P A R A S A B E R M Á S

> **La ración calórica promedio de un adulto de 65 kg es de 2 000 a 2 500 calorías por día. Durante un régimen, la ración es de 600 a 1 500 calorías, que deben repartirse equilibradamente. Por lo tanto, es mejor olvidar las calorías y concentrarse en el equilibrio alimenticio.**

E N P O C A S P A L A B R A S

* La caloría es la unidad de medida energética de un alimento.

* No todas las calorías tienen el mismo valor.

* Es mejor concentrarse en el equilibrio alimenticio.

11 prevenga los atracones

¿Hambre intempestiva, antojos incontrolables? Para evitar lanzarse sobre cualquier cosa, prepárese pequeños tentempiés que siempre estén disponibles.

Antojo compulsivo, irresistible, violento... Esto es a lo que más tememos cuando seguimos un régimen: ese antojo que se apodera de nosotros bruscamente. Nos deslizamos hacia el frigorífico y comemos lo primero que vemos. Casi siempre se trata de lo que no debemos comer: un pastel, un pedazo de queso, un helado... Para no arriesgarnos a sucumbir ante estas tentaciones alimentarias que vuelven loca a la báscula y nos sumergen en la culpabilidad, hay que estar preparadas.

Calabacines, camarones y requesón: intente prepararse tentempiés que guardará "por si acaso". Huevos duros, camarones hervidos, tiras de apio o de zanahoria, requesón bajo en grasa con albahaca y limón... Pruebe también las verduras asadas (tomate, calabacín, pimiento morrón...) conservadas en una cucharada de aceite.

● ● ● PARA SABER MÁS

> **Si siente un antojo repentino, evite picar del plato. Es la mejor forma de comer de más. Sírvase en un plato y no coma más de lo que hay en él. Si su hambre compulsiva no se calma una vez que el plato está vacío, vuelva a servirse. Así tendrá una idea precisa de la cantidad que comió.**

EN POCAS PALABRAS

✳ Es mejor tener a la mano tentempiés ya preparados.

✳ Prepárese huevos duros, tiras de verduras...

✳ Sírvase en un plato para que esté consciente de lo que come.

12 desayune bien

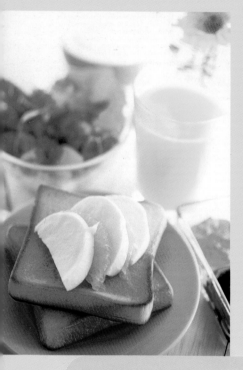

Es el primer alimento del día y de ninguna manera debe suprimirse para perder peso. Tampoco significa comer cualquier cosa. Requiere un poco de disciplina...

● ● ● PARA SABER MÁS

> El desayuno debe representar cerca de una cuarta parte del total de alimento diario.

> No olvide beber suficientes líquidos: durante la noche el organismo ha agotado sus reservas de agua a través de la respiración y el trabajo de filtración renal.

Recargar las baterías

Durante la noche, nuestro cuerpo sigue cumpliendo con sus tareas. Algunas funciones están en reposo, mientras que otras incrementan su actividad. Por eso, cuando despertamos por la mañana, nuestras reservas están agotadas. Hay que recargar las baterías y llenar los depósitos para enfrentar el nuevo día. Si no lo hacemos, corremos el riesgo de sentirnos cansados durante la mañana y de "caer" ante lo primero que tengamos enfrente.

Un desayuno bajo en calorías

Un buen desayuno debe proporcionar al cuerpo todos los nutrientes: lípidos, carbohidratos, proteínas, vitaminas, minerales y oligoelementos. Por eso no debe ser cualquier cosa. Evite los azúcares rápidos (mermelada, miel, azúcar blanca, cereales industrializados). Desconfíe de las grasas ocultas (panes, bollos…).

Las elecciones correctas

Un ejemplo: dos rebanadas de pan integral, un poco de mantequilla (5 g), una rebanada de jamón cocido o un huevo pasado por agua; una fruta o un jugo de fruta fresca; un yogur bajo en grasa o un poco de leche descremada; un té o una tisana. Con una ración calórica razonable, su cuerpo tendrá con qué comenzar el día sin cansancio ni carencias y esperará tranquilamente la hora de la comida.

EN POCAS PALABRAS

* El desayuno es una comida indispensable para recargar las baterías del organismo después del trabajo nocturno.

* Debe representar una cuarta parte de la ración del día.

* Debe aportar todos los nutrientes (proteínas, carbohidratos, lípidos, vitaminas, minerales y oligoelementos), además de agua.

> Por esto las infusiones constituyen una buena bebida en el desayuno. Podemos tomar varias tazas sin correr el peligro de alterarnos o acostumbrarnos, como sucede con el café.

13

no se salte comidas

Es cierto que omitir una comida puede compensar los excesos del día anterior o prevenir los de mañana, pero es una pésima solución si quiere adelgazar de forma permanente.
Hay que comer regularmente.

El estrés del cuerpo

¡Omitir una comida no sirve de nada! Ciertamente, poner al organismo en un estado de completa restricción permite equilibrar un exceso de alimentos en la comida anterior, pero esta compensación es ilusoria. Para empezar, el cuerpo que no recibe ningún alimento sufre un estrés intenso. Durante la comida siguiente, el cuerpo se creará una reserva suplementaria para hacer frente a una eventual

● ● ● PARA SABER MÁS ——————

> Lo peor en términos de restricción es, sin duda, el ayuno. La privación total de comida durante varios días forma parte de los rituales de purificación de todas las tradiciones espirituales (o de casi todas).

> Sin embargo, el ayuno no constituye un método de adelgazamiento. Es cierto, la pérdida de peso puede ser rápida, pero se hace en detrimento de la masa muscular.

reincidencia de su parte. Por lo tanto, usted se verá gratificada con un ligero sobrante en lugar de deshacerse de lo que intentaba eliminar.

Una disminución del metabolismo

Si estos desequilibrios nutricionales se repiten muy a menudo, conducen a nuestro cuerpo a crear el hábito de funcionar al mínimo. Reduce sus gastos para dejar de sufrir la falta de nutrientes. Es así como el funcionamiento metabólico disminuye poco a poco, y algunas personas se ven obligadas a disminuir su ración alimentaria al correr de los años hasta llegar a vivir con un número diario de calorías más que restringido. Si siente la necesidad de hacer una compensación después de una comida algo abundante o con bebidas alcohólicas, confórmese con comer muy ligero la siguiente vez: un caldo de verduras, una ensalada, una fruta… ¡Reduzca, pero no elimine!

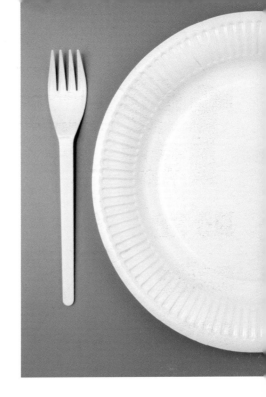

> **Además, el cuerpo estresado por las privaciones recupera rápidamente los kilos perdidos e incrementa su tendencia a almacenar irremediablemente.**

EN POCAS PALABRAS

* Omitir una comida no sirve de nada.

* El organismo estresado busca cómo hacerse de reservas.

* Es mejor comer alimentos ligeros: caldo, ensalada, fruta…

14

Una dieta equilibrada resulta indispensable para adelgazar, pero es todavía más eficaz equilibrar sus menús con alimentos antikilos que aportan muchos nutrientes y pocas calorías.

escoja los alimentos antikilos

Consuma sin moderación

Las verduras, las frutas y los productos lácteos bajos en grasa contienen pocos lípidos y azúcares ocultos; además, están repletos de agua y de micronutrientes. Pueden comerse en grandes cantidades sin ningún riesgo. Provocan una rápida sensación de saciedad; algunos aceleran la diuresis y ayudan a eliminar el agua acumulada en los tejidos. Algunos otros ayudan a desintoxicar el hígado, a forta-

●●● PARA SABER MÁS ───────────

> Habitúese a organizar sus comidas en torno a alimentos ricos en proteínas, que se consumirán con moderación (100 a 150 g en promedio):

• proteínas animales: carne, pescado, huevos;
• proteínas vegetales: pan integral, pastas, arroz…

lecer el sistema nervioso o a mejorar la digestión. El resultado es una alimentación que la hará adelgazar, ayudando a su cuerpo en sus diversas tareas cotidianas.

Usted escoge

• Entre las verduras: tomates, pepinos (cohombros), calabacines, pimiento morrón, ensaladas verdes, alcachofas (limpian el hígado), berenjenas, hongos.
• Entre las frutas: cítricos (naranjas, toronjas), fresas (limpian el hígado), melones (diuréticos), melocotones o duraznos (ricos en vitamina C).
• Entre los productos lácteos: yogur bajo en grasa (sin azúcar o con aspartame), requesón bajo en grasa.
• Entre las carnes: aves, filete de cerdo (carne magra), ternera (escalopas o asado sin grasa).
• Entre los productos del mar: lenguado, robalo, merluza, pescadilla, crustáceos, mariscos (¡sin salsas grasas!).

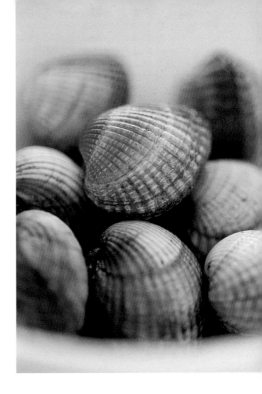

> **Añada verduras, frutas y productos lácteos en cantidades razonables. Siempre deberá sentirse ligera después de comer.**

 EN POCAS PALABRAS

* Algunos alimentos tienen pocas calorías y son ricos en nutrientes.

* Ayudan al cuerpo a funcionar mientras la ayudan a perder peso.

* Organice siempre sus menús en torno a un alimento rico en proteínas.

15 concédase pequeños gustos

Para adelgazar no es necesario convertirse en una asceta. El placer del paladar es esencial en su régimen; si come con agrado, el metabolismo se vuelve más eficaz y mejora la digestión.

¡Ligero, sano y… bueno! Los mismos nutrientes tienen una incidencia diferente sobre nuestro organismo, dependiendo de cómo los combinemos. El placer que experimentamos al comer aumenta la actividad de nuestro metabolismo basal. No es suficiente como para borrar las consecuencias de todos nuestros desvíos, pero en cierta medida ayuda. Por lo tanto,

es mejor comer ligero, sano y apetitoso, que ligero, sano e insípido.

El papel metabólico del placer: algunas investigaciones de Stylianos Nicolaïdis, director de investigación en el Centro Nacional de Investigación Científica en Francia, muestran igualmente que el olor, el color y el sabor de los alimentos no sólo informan al comensal sobre su cualidad comestible, sino que sirven también para adaptar el trabajo del sistema digestivo y hormonal. Los mismos alimentos podrán actuar de forma diferente sobre el organismo dependiendo de qué tanto se nos antojen o de si nos causan mayor o menor placer.

●●● P A R A   S A B E R   M Á S

> **Si necesitamos azúcar y vemos un alimento dulce, sentimos deseos de saborearlo. Al hacerlo experimentamos un bienestar… y el nivel de azúcar sube en nuestra sangre. Dicha azúcar fue consumida para las reservas del organismo, gracias a hormonas secretadas a causa del deseo de ingerirla.**

EN POCAS PALABRAS

✳ El placer de comer desempeña un papel esencial en nuestro metabolismo.

✳ Un alimento que se come con agrado aumenta la actividad del metabolismo basal.

16 no rechace las invitaciones

No inicie un régimen como si entrara en una orden religiosa. La convivencia es un elemento esencial del placer de comer y de compartir. He aquí algunas reglas que deben seguirse para evitar que cualquier invitación se convierta en una tortura mental...

Para evitar las compensaciones compulsivas: no hay nada más triste que prohibirnos salir con el pretexto de estar a dieta. Sólo si continuamos viviendo normalmente podremos acostumbrarnos a cambiar nuestra relación con la comida. Es lo principal si se quiere evitar que cualquier salida sea sinónimo de compensación compulsiva y de recuperación de peso.

Algunos trucos que funcionan: evite "picar" de más durante el aperitivo, coma poco pan y no se vuelva a servir. Tenga cuidado con las bebidas alcohólicas: evite los aperitivos dulces y no tome más de 2 o 3 copas de vino. En un restaurante, elija una entrada a base de verduras y un plato de pescado. Evite los postres y tenga cuidado con el alcohol.

Cuando usted es quien tiene invitados, prepare una comida ligera y cuide particularmente los sabores y las presentaciones.

● ● ● PARA SABER MÁS

> **Los bufets son traicioneros, ya que es difícil darse cuenta de cuánto se come cuando nos servimos varias veces de aquí y de allá. Intente utilizar un solo plato y procure ser consciente de la cantidad que ingiere. Evite lo dulce y tenga cuidado con el alcohol.**

EN POCAS PALABRAS

* Para modificar su relación con la comida, siga llevando una vida normal.

* Tenga cuidado con el azúcar y el alcohol.

* Prefiera las verduras a la carne magra o al pescado.

17

Las preparaciones hiperproteicas pueden encontrarse en cualquier farmacia o en tiendas de alimentos especiales. Su uso no deja de ser peligroso o inconveniente, así que sólo deben utilizarse bajo control médico.

¿una cura de proteínas?

Reservadas para personas muy obesas

Es cierto, las curas hiperproteicas que vienen en sobres hacen adelgazar rápidamente, pero hay que tener mucho cuidado, ya que no dejan de ser peligrosas. Si bien la pérdida de peso es rápida, no es mejor que con un régimen equilibrado. Por otro lado, los efectos secundarios pueden ser graves: problemas renales, cardiovasculares, psiquiátricos, trastornos de

●●● PARA SABER MÁS ────────────

> Comer muchas proteínas permite adelgazar sin sufrir pérdida muscular. Además, estos alimentos exigen al organismo menos trabajo para metabolizarlos.

> Las proteínas consumen hasta 25% de su valor calórico. Finalmente, una ausencia casi total de carbohidratos hará que el organismo recurra a sus reservas de grasa.

la alimentación, hipoglucemia, hipotensión, alteración del ciclo… En un principio, esta técnica se reservaba a las personas muy obesas y se hacía en un ambiente hospitalario.

No más de 4 o 5 días

Si de cualquier forma quiere "pisar el acelerador" al inicio de su régimen, puede aumentar la cantidad de proteínas animales y excluir los carbohidratos (pan, pastas, arroz, azúcar...). Pero tenga cuidado de no excederse de 4 o 5 días. Coma únicamente carnes magras o pescado, moluscos y crustáceos, un poco de verduras bajas en calorías y en carbohidratos (pepinos, ensaladas verdes, tomates, etc.). Limite al máximo los lípidos. Después, incluya los otros alimentos en etapas sucesivas: las demás verduras, las frutas, los productos lácteos bajos en grasa y, finalmente, los carbohidratos lentos.

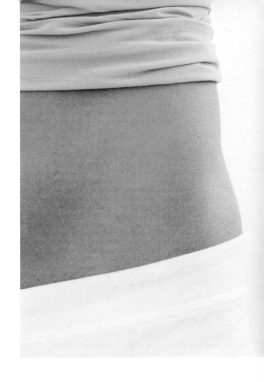

> Así, el cuerpo provee a los órganos, y en especial al cerebro, del azúcar que necesitan. De ahí el adelgazamiento inmediato.

EN POCAS PALABRAS

* Las curas de proteínas en sobre exigen un control médico.

* Al principio de su régimen, usted puede aumentar la cantidad de proteínas y omitir por completo (o casi) los carbohidratos.

* ¡Tenga cuidado! No más de 4 o 5 días de dieta de proteínas.

18

haga una monodieta dos veces al año

Los naturistas aconsejan practicar una cura de desintoxicación natural con cada cambio de estación para ayudar al organismo a deshacerse de los desechos y, de paso, perder algunos kilos.

El paso de los equinoccios

La acumulación de toxinas en los tejidos acentúa la formación de celulitis. Por lo tanto, una buena eliminación es indispensable para un adelgazamiento exitoso. Es bueno ayudar al cuerpo en el mantenimiento de los órganos emuntorios (hígado, riñones, pulmones, piel, intestinos). Para hacerlo de forma agradable, los naturistas aconsejan hacer dos o tres días de monodieta durante los cambios de esta-

●●● PARA SABER MÁS

> Estas monodietas deben ser excepcionales, ya que no aportan al organismo los nutrientes que necesita.

> Las monodietas no deben exceder a 3 días como máximo, de lo contrario las desventajas podrían ser mayores que las ventajas.

> Es mejor prepararlas poco a poco: durante la semana anterior, disminuya progresivamente las proteínas

ción, particularmente en el momento de los equinoccios (de invierno a primavera y de verano a otoño).

Fresas en primavera, uvas en otoño

• En la primavera, haga una monodieta de fresas: durante dos o tres días como máximo aliméntese exclusivamente de fresas. Comerá tantas como desee a condición de no añadir calorías indeseables (azúcar, crema…). Las fresas contienen poca azúcar, pero muchas vitaminas (principalmente vitamina C) y ejercen una acción depurativa del hígado.

• Cuando empiece el otoño, haga una monodieta de uvas: proceda de la misma forma, pero reemplazando las fresas por uvas. Tienen más azúcar y calorías, pero son diuréticas y ligeramente laxantes. Además, contienen sustancias antioxidantes.

animales, los productos lácteos y los carbohidratos lentos; consuma sólo frutas y verduras durante el día anterior al inicio de la dieta. Al terminar estas curas, reincorpore progresivamente los alimentos, pero en el orden contrario.

EN POCAS PALABRAS

* Una monodieta ayuda al organismo a eliminar toxinas.

* Fresas en primavera, uvas en otoño.

* No más de 3 días, de lo contrario se arriesgará a padecer carencias inútiles.

19

coma a sus horas

Nuestro cuerpo tiene un "reloj en el estómago" y su metabolismo se rige por ciclos regulares. Si aprendemos a respetarlos, es más fácil adelgazar sin esfuerzo. Al menos esto es lo que dicen los partidarios de la crononutrición.

Cronobiología y crononutrición

Los alimentos tienen una incidencia diferente en nuestro organismo dependiendo de la hora en la que los ingerimos. Esto nos enseña la cronobiología, una rama de la ciencia que estudia los ritmos biológicos. Por ejemplo, se sabe que durante la mañana nuestro cuerpo utiliza las grasas de los alimentos para construir las paredes celulares, mientras que por la tarde necesita azúcar para com-

● ● ● PARA SABER MÁS ───────────

> De acuerdo con los partidarios de la crononutrición, la forma de nuestra silueta y los lugares en donde se encuentran nuestras redondeces, revelan los errores alimenticios.

> Así, una alimentación caracterizada por un exceso de frutas y azúcar, en detrimento de proteínas y lípidos, da como resultado una silueta muy desarrollada en la parte alta (los senos) y en las nalgas, y un talle delgado.

pensar la pérdida energética del día. Hacia el mediodía almacena las reservas de proteínas. La crononutrición nació de estos descubrimientos. Consiste en dar al cuerpo lo que necesita cuando lo necesita, para ayudarlo a deshacerse de lo superfluo.

Un día modelo

Como explica el doctor Delabos, especialista en crononutrición, para adelgazar "hay que comer abundante en la mañana, pesado a mediodía, ligero por la tarde y lo más ligero posible en la noche". He aquí algunos de sus consejos:

• **El desayuno:** carbohidratos y lípidos (pan, mantequilla, queso, requesón, huevos con tocino), té o infusiones. Omita el azúcar rápida (azúcar blanca, mermelada, miel).

• **La comida:** proteínas y carbohidratos. Lo ideal es un plato único (carne y pasta, pescado y papas, cerdo con lentejas) sin entrada, queso ni postre.

• **A media tarde:** azúcares más rápidos y grasa vegetal (chocolate amargo, aceitunas, frutas secas), y por supuesto, nada de tartas ni pan.

• **La cena:** frutas o un poco de pescado y verduras verdes, limitando lo más posible las cantidades.

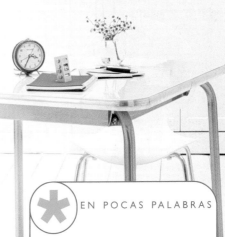

> **Al contrario, una silueta en forma de barril (brazos y piernas delgados pero un vientre regordete) indica un gran consumo de feculentos (alimentos harinosos). Por eso una observación precisa de la silueta, acompañada de numerosas mediciones, es más importante para ellos que el simple criterio del peso.**

✳ EN POCAS PALABRAS

✳ Nuestro cuerpo utiliza los nutrientes esenciales en momentos precisos del día.

✳ La crononutrición provee al cuerpo lo que necesita cuando lo necesita.

✳ Hay que comer bastante en la mañana, algo más pesado a mediodía, ligero a media tarde y muy ligero por la noche.

20 aprenda a hacer sus compras

Cuando iniciamos un régimen de adelgazamiento, debemos fijarnos en lo que comemos desde el supermercado, ya que la forma más segura para no flaquear en casa es comprar sólo lo necesario sin dejar de darse gusto.

Coma antes de comprar: evite hacer sus compras cuando tenga mucha hambre. La tentación de llenar el carrito con cualquier cosa es mayor cuando tenemos el estómago vacío.

Siempre que pueda, vaya al mercado y escoja productos frescos. Ahí no corre el riesgo de sentirse atraída por la comida industrializada llena de azúcares y grasas ocultas.

Descarte la triste despensa vacía: esfuércese por no comprar cosas que la hagan caer, sin que esto signifique que su despensa esté tan triste como un circo sin payaso. Antes que nada, piense en lo que le gusta, en lo que quiere y puede integrar a sus menús. Pero, sobre todo, evite la trampa de la despensa vacía que conduce a hacer compras a la carrera, sin importar dónde… ni qué.

● ● ● P A R A S A B E R M Á S

> Si vive en familia es más complicado, sobre todo si tiene hijos, aunque no les causará ningún mal si deja de comprar tartas industriales y barras de chocolate. Intente habituarlos progresivamente a otros sabores: frutas cocidas, pan tostado con miel, helados hechos en casa…

E N P O C A S P A L A B R A S

* No haga sus compras con el estómago vacío.

* Prefiera el mercado al supermercado.

* Compre lo que le guste y pueda comer.

testimonio

he descubierto otros placeres

"Comencé a engordar cuando tenía ocho años. Tuve un brote de bulimia debido a un ambiente familiar tenso. A partir de entonces conservé un gusto especial por los alimentos azucarados y los platillos que llenan el estómago. Los kilos que acumulé a lo largo de más o menos 10 años fueron muy difíciles de perder. Hice lo que todas las personas: comencé el primer régimen con mucho entusiasmo, pero después llegó la rápida recuperación de peso, la desesperación, y a empezar otra vez... Hasta el día en que encontré a una dietista que me habló de forma diferente. Se negaba a decirme lo que no debía comer, pero me describía con mucho detalle todo lo que me estaba permitido. Descubrí el placer de ir al mercado por la mañana y traer frutas, verduras y pescado frescos. Me puse a cocinar; yo, a quien sólo le gustaban las grandes cantidades de pasta. Mi paladar se volvió más delicado y de gustos más variados. Perdí peso poco a poco; era como un 'efecto secundario benéfico' de mi nueva forma de comer."

21 ⟫⟫

⟫ **No existe ningún producto, ningún medicamento, ninguna técnica milagrosa** que adelgace realmente sin esfuerzo y sin cambiar en nada sus hábitos. Esto no significa que nada pueda apoyarla en lo que ha emprendido.

⟫⟫⟫ Las plantas, la homeopatía, la medicina china, **el deporte, las algas, los masajes… todos son sus aliados** y pueden ayudarla.

⟫⟫⟫⟫ **La naturaleza contempla todo, incluso nuestros caprichos** en cuanto a los criterios de belleza. Téngale confianza, la ayudará sin poner en riesgo su salud, lo que no sucede con los medicamentos (inhibidores químicos del apetito, diuréticos…), algunos de los cuales han sido retirados del mercado por sus peligros potenciales.

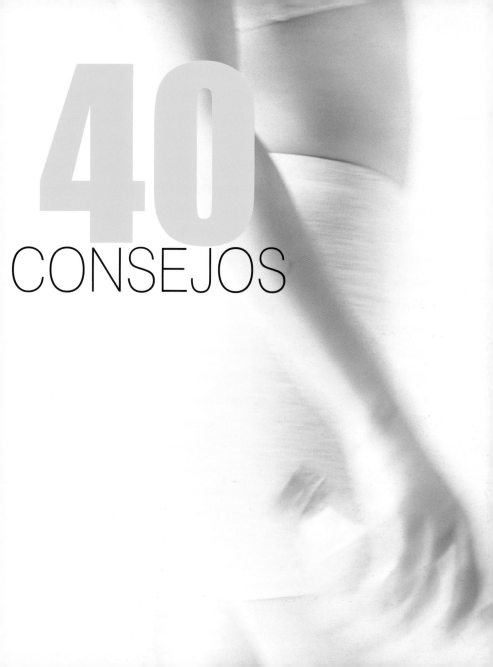

40
CONSEJOS

21

elimine la celulitis con ayuda de las plantas

Las plantas son las grandes estrellas de la farmacopea natural. Poseen virtudes diuréticas, moderan el apetito, favorecen el proceso de drenaje... Algunas estimulan la acción de las hormonas y ayudan a deshacer las acumulaciones de celulitis.

Piel de naranja y retención de agua

Las plantas son particularmente eficaces cuando el aumento de peso se manifiesta a través de retención de agua o aparición de celulitis. La celulitis es una inflamación de los tejidos subcutáneos debida a una acumulación de toxinas, grasa y agua. Algunas plantas medicinales aumentan el volumen de orina, mientras que otras tienen una acción desinfiltrante en los tejidos obstruidos. Cuando se sigue un

●●● PARA SABER MÁS

> En el comercio podemos encontrar cremas anticelulíticas a base de plantas: hiedra, algas, castaña de Indias... que activan la circulación sanguínea y linfática. A menudo se les agrega cafeína para ayudar a deshacer los "rollos" de celulitis.

> Estas cremas no son milagrosas, pero pueden constituir un tratamiento adicional al control alimentario y a la toma de infusiones.

tratamiento para adelgazar, es mejor tomarlas en infusiones: es una buena forma de aumentar, casi sin darnos cuenta, el volumen de líquidos que bebemos cada día. No las endulce. Si no le gusta el sabor, añádales alguna planta dulce (verbena, toronjil, melisa…).

Las plantas que ayudan

- **velosilla:** es muy diurética. Ayuda a la eliminación de la urea. Añada 50 g a un litro de agua hirviendo, déjela reposar 15 minutos. Beba tres tazas por día.
- **raíz de hinojo:** contiene potasio y flavonoides, lo que le proporciona, además, una acción desinfiltrante. Agregue 25 g a un litro de agua fría. Hierva durante 5 minutos y después, déjela macerar 10 minutos. Beba una taza antes de cada comida.
- **té de riñón:** es un diurético muy potente que ayuda a la eliminación de numerosos desechos (urea, ácido úrico,

exceso de acidez). Agregue 1 cucharada sopera a 1/4 de litro de agua hirviendo. Déjelo macerar 10 minutos. Beba 3 tazas por día.

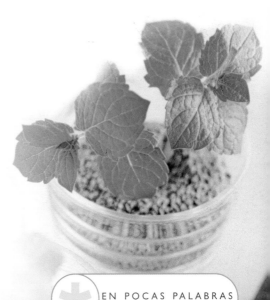

> La acción de las cremas anticelulíticas se intensifica con el masaje que se hace al aplicarlas; efectúelo durante 5 minutos de cada lado.

* EN POCAS PALABRAS

* Las plantas ayudan a limpiar los tejidos y a reducir los "rollos" de celulitis.

* Pruebe con la velosilla, la raíz de hinojo y el té de riñón.

* Aplique estas cremas a base de plantas con un masaje prolongado.

22

descubra los beneficios de las algas

Estos vegetales marinos tienen una virtud: estimulan el funcionamiento hormonal, principalmente el de la tiroides, la glándula que suele ser perezosa en las personas que tienden a subir de peso.

El premio al mejor vegetal en la lucha antikilos

Las algas son muy apreciadas en el universo de la cosmética. Son vegetales marinos que filtran permanentemente los líquidos en que viven para alimentarse. Al mismo tiempo, retienen numerosas sustancias indispensables para nuestra salud y para ayudarnos a adelgazar: yodo, por supuesto, pero también vitaminas, minerales, aminoácidos y oligoelementos;

● ● ● PARA SABER MÁS

> Usted puede utilizar las algas de muchas formas. Como cura interna: ya sea en cápsulas o extractos líquidos (ampolletas), en curas de 3 a 4 semanas.

> Las algas se utilizan después en acción local: cremas, sueros, gel…

su riqueza es incomparable. De las 25 000 variedades catalogadas, algunas algas pardas se llevan el premio al mejor vegetal de la lucha antikilos.

Yodo marino y tiroides

Las virtudes adelgazantes de ciertas algas se deben, en gran medida, a su riqueza en yodo, sobre todo en lo que concierne al alga parda y al kelp o sargazo. El yodo es el carburante número uno de la glándula tiroides, que organiza todo nuestro sistema de combustión. Cuando trabaja lentamente, el metabolismo se vuelve perezoso y el organismo funciona al mínimo, almacenando todo lo que puede. El alga parda y el kelp o sargazo aportan un extra de yodo marino que acelera la glándula tiroides y aumenta el gasto de energía. Además, estas algas estimulan la circulación sanguínea y linfática, ayudando a eliminar las toxinas y a drenar los tejidos celulíticos.

> Finalmente, puede intentar un tratamiento especializado en un *spa*: baños de algas, envolverse en ellas, *alganización* (combinación de envoltura en algas con descargas eléctricas).

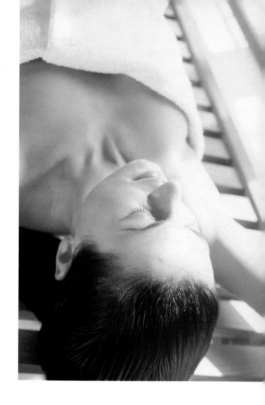

 EN POCAS PALABRAS

* Las algas retienen los nutrientes del medio marino.

* Son ricas en yodo, el cual estimula la tiroides.

* Estimulan la circulación sanguínea y linfática y, en aplicación local, ayudan a drenar los tejidos celulíticos.

23

piense en la homeopatía

La homeopatía no se utiliza específicamente para adelgazar, pero al igual que todas las medicinas de terreno, puede corregir las tendencias metabólicas y reactivar las funciones biológicas aletargadas.

Cada quien engorda a su manera

La medicina infinitesimal es una terapia de terreno. Se interesa en cada paciente, estudia sus gustos, sus aversiones y sus tendencias patológicas. La propensión a engordar forma parte de esos elementos particulares de cada individuo.

Un médico homeópata no se interesa solamente en el peso. También toma en cuenta la forma en que usted engorda, las variaciones en su apetito, su resistencia al

●●● PARA SABER MÁS

> En los años 60 y 70 del siglo xx algunos médicos que pretendían ser homeópatas prescribían a sus pacientes preparaciones magistrales que, según ellos, los harían adelgazar rápidamente y sin esfuerzo.

> De hecho, las personas adelgazaban, ¡pero a qué precio!: taquicardia, desmayos… En realidad no se trataba de homeopatía, sino de una mezcla de medicamentos peligrosos: anfetaminas, extractos tiroideos, diuréticos…

estrés, su constitución, la ubicación de sus kilos sobrantes…

Algunos ejemplos…

La homeopatía distingue tres constituciones. Los sujetos carbónicos suben de peso fácilmente. Los fluóricos engordan con la edad. Los fosfóricos difícilmente suben de peso, a pesar de su excelente apetito. Los excesos de cada constitución pueden corregirse prescribiendo el remedio idóneo para cada caso. De la misma forma, un médico homeópata podrá darle medicamentos que corrijan su funcionamiento hormonal, la ayudarán a resistir el estrés y mejorarán su eliminación renal y hepática… Todo esto no sustituye al régimen alimenticio, pero lo hace más eficaz.

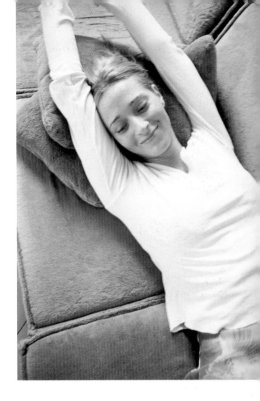

> Lo anterior no tiene nada que ver con el proceso sutil e individualizado de la homeopatía.

 EN POCAS PALABRAS

* La homeopatía se interesa en la forma en que engorda cada persona.

* ¿Es usted carbónica, fluórica o fosfórica? El tratamiento depende de su constitución.

* La homeopatía también puede mejorar el funcionamiento hormonal y facilitar la eliminación.

Algunos medicamentos homeopáticos son particularmente eficaces para ayudar a regular el apetito de quienes desean adelgazar. No actúan como inhibidores del apetito, sino como moderadores sutiles.

24

pruebe los gránulos que regulan el apetito

¿Hambre genuina o antojo compulsivo?

Es difícil resistirse al hambre y al impulso que nos lleva hacia el frigorífico, incluso sin tener apetito, a causa de alguna contrariedad o de alguna emoción fuerte. Cada quien flaquea a su manera. Algunos sufren "crisis" de chocolate, otros de alcohol o de alimentos salados.

● ● ● P A R A S A B E R M Á S

> Algunos medicamentos ayudan también en las crisis bulímicas de temporada: si siente deseos de comer, sobre todo en invierno, intente con *Aurum* o *Sulfur*; si es en verano, intente con *Gelsemium* o *Cina*.

> En todos los casos, tome medicamentos en 9 CH, 3 gránulos en la mañana y 3 por la noche. Si no mejora al cabo de dos semanas, consulte a un médico homeópata, quien sabrá afinar el tratamiento.

Cada ejemplo corresponde a un medicamento preciso.

Los remedios que funcionan

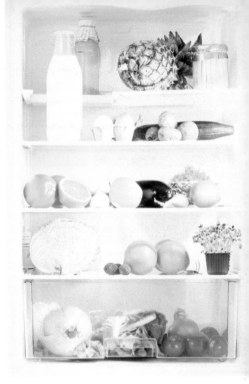

• Siente hambre nocturna y se levanta para comer. Padece frecuentemente el mal de los antojos: *Petroleum*.
• El hambre la sorprende en la noche y le ocasiona migrañas: *Psorinum*.
• El hambre la hace comer muy de prisa y esto le proporciona cierto bienestar: *Haba de malaca, marañon (Anacardium orientale, A. occidentale)*.
• Siente un antojo irresistible de chocolate y de alcohol: *Argentum nitricum*.
• Siente ganas de comer cuando está molesta: *Ignatia, haba de San Ignacio (Strychnus ignatii)*.
• Es glotona, siempre está hambrienta: *Antimonium crudum*.
• Siempre tiene antojo de comer algo en la noche, hacia las 23 horas, antes de acostarse: *Natrum carbonicum*.
• Siente un hueco en el estómago hacia las 11 de la mañana, y se le antoja algo dulce: *Sulfur*.
• Siente mucha hambre, pero se calma después de algunos bocados: *Lycopodium clavatum*.

EN POCAS PALABRAS

∗ Algunos medicamentos homeopáticos ayudan a controlar el hambre y las compulsiones alimentarias.

∗ Son diferentes, dependiendo de si siente hambre en la noche o en el día; en invierno o en verano; si le gusta lo dulce o lo salado…

25 adopte inhibidores naturales del apetito

Algunas sustancias vegetales llenan el estómago y así consiguen engañarlo. También existe una goma de mascar que inhibe el apetito, elaborada con plantas o señuelos olfativos.

Un gel que no se digiere: la goma guar, el extracto de algarroba o ciertas algas (carragenina, *konakiu*…) poseen una virtud interesante: sus fibras se hinchan al contacto con el agua y multiplican su volumen casi instantáneamente. Usted ingiere dos cápsulas con un gran vaso de agua y siente el estómago lleno. Los jugos gástricos no degradan estas fibras, ellas forman un gel que se evacuará.

Es eficaz cuando se siente mucha hambre, pero no ayuda con los antojos compulsivos.

Olores que sacian: los olores penetran por la nariz y van directamente al cerebro reptiliano, que rige nuestras emociones y nuestra vida vegetativa. El olfato es el único sentido que la corteza cerebral no decodifica. Reacciona directamente a nuestros impulsos. Por lo tanto, podemos "engañar" al cuerpo proporcionando al cerebro reptiliano algún olor en lugar de la comida que reclama. Es el principio de los señuelos olfativos, pequeñas cajas con olor que se respiran cuando se siente un ligero vacío.

● ● ● PARA SABER MÁS

> **También se puede encontrar goma de mascar con tamarindo malabar. Esta planta contiene una sustancia ácida que actúa sobre el metabolismo de los azúcares, calma el hambre y facilita la combustión de las grasas, ¡para vencer las trampas del hambre masticando!**

EN POCAS PALABRAS

✳ Algunas algas, la goma guar o la algarroba se hinchan en el estómago y quitan el hambre.

✳ Los señuelos olfativos engañan al cerebro.

26 haga una cura de complementos alimenticios

Los micronutrientes participan en todas las reacciones metabólicas, incluyendo el adelgazamiento. Si le faltan vitaminas, minerales, aminoácidos, ácidos grasos u oligoelementos, adelgazará más despacio.

Entre las vitaminas y los oligoelementos:

del lado de las vitaminas, la B6 es un antioxidante que ayuda al cuerpo a deshacerse de sus toxinas. La vitamina C ayuda localmente a limpiar los tejidos.

Del lado de los oligoelementos, el yodo es indispensable para el buen funcionamiento de la glándula tiroidea, misma que rige todo el metabolismo.

Entre los aminoácidos y los ácidos grasos:

varios aminoácidos participan en la pérdida de peso: la L-tirosina, la L-fenilalanina, la L-carnitina, la L-dopa, la L-arginina... Se pueden encontrar complementos alimenticios adaptados para acompañar la pérdida de peso que contengan estos aminoácidos.

El aceite de onagra ya ha mostrado sus virtudes. En efecto, las prostaglandinas que el cuerpo fabrica a partir de los ácidos grasos de este aceite ayudan al organismo a deshacerse de los kilos de más.

● ● ● PARA SABER MÁS

> Cuando sigue un régimen estricto, necesita tomar complementos alimenticios complejos que asocien vitaminas y minerales esenciales. Esto es porque una larga restricción, incluso si su alimentación continúa siendo equilibrada, puede causarle cansancio y una ligera depresión.

EN POCAS PALABRAS

* Algunos minerales, vitaminas, oligoelementos, aminoácidos y ácidos grasos esenciales favorecen la pérdida de peso.

* Un complemento alimenticio complejo evita el cansancio y la depresión.

27 antes que nada, elimine

Antes de soñar con adelgazar, hay que ayudar al cuerpo a deshacerse de las toxinas que ha acumulado durante los meses o incluso los años anteriores. Se trata de limpiarse profundamente para adelgazar exitosamente.

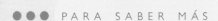

PARA SABER MÁS

> Para ayudar a su organismo a deshacerse de las toxinas, haga una cura de leche de arcilla durante tres semanas.

> La arcilla capta todas las impurezas que encuentra a su paso y permite eliminarlas. Cada noche, vierta una cucharada de arcilla en polvo en un vaso grande de agua natural, remueva con una cuchara de madera y deje reposar toda la noche.

Ayudar a los órganos en sus tareas

Para adelgazar, hay que quemar las reservas de grasa. Desgraciadamente, esta grasa también es un depósito de toxinas. Resultado: al mismo tiempo que se pierde peso, se liberan desechos en el organismo que deben eliminarse; si ya está lleno de ellos, le costará trabajo. Nuestras células se encuentran en un líquido que les sirve tanto para recibir su alimento como para deshacerse de sus desechos. Los líquidos orgánicos (sangre, linfa, etc.) evacuan estas toxinas y al mismo tiempo diversos órganos intervienen para filtrar, recuperar, expulsar… Una pequeña cura de desintoxicación bien hecha, los ayudará a realizar su tarea. Su organismo renovado, desde el interior, reaccionará mucho mejor al régimen de adelgazamiento.

Algunas sugerencias

• **La cura de verduras:** escójalas según su acción depurativa específica. Los espárragos ayudan a drenar los riñones y el hígado; el puerro (poro) es un depurador general; los guisantes (chícharos), ricos en celulosa, limpian el tubo digestivo; las judías verdes (ejotes) y las espinacas son ligeramente laxantes. Coma sobre todo verduras durante una semana, beba mucha agua, caldos, infusiones… Limite al máximo los lípidos y las proteínas.

• **La cura líquida:** durante 24 horas (36 como máximo), beba únicamente líquidos (jugos de frutas frescas, caldos, sopas ligeras, leche de soya (soja), infusiones…).

EN POCAS PALABRAS

* La grasa es un depósito de toxinas. Al adelgazar, usted libera toxinas en el cuerpo.

* Para ayudarlo a deshacerse de ellas, haga una cura de desintoxicación.

* Cura de verduras, cura líquida, cura de leche de arcilla: usted escoge.

> **Al día siguiente, beba el agua en la cual remojó la arcilla. Si no le desagrada el sabor, mezcle antes de beber: su cura será todavía más eficaz.**

28

dése baños adelgazantes

Cuidar la línea en la tranquilidad de una bañera… ¡Un sueño? ¡No, una realidad! Aproveche los beneficios de las plantas y acelere el adelgazamiento a través de baños de placer.

Relajación, circulación, evacuación

Un simple baño es en sí una fuente de relajación. Usted puede ayudar a su régimen eliminando el estrés acumulado durante el día. Es mejor darse media hora de relajación perfumada que precipitarse hacia el frigorífico. El agua caliente facilita una vasodilatación que activa la circulación sanguínea y linfática, sobre todo si después del baño se da una rápida ducha fría en las piernas, empezando por los pies y pasando

● ● ● PARA SABER MÁS

> No escatime en el escenario. Su baño de adelgazamiento debe ser un verdadero momento de placer, un paréntesis que usted misma se otorga. Baje de intensidad la luz, encienda velas, ponga música suave… Tómelo caliente, pero no demasiado (de 35 a 38 °C), y no sobrepase los 20 minutos.

> Al salir del baño no se seque, envuélvase en una toalla o en una bata y recuéstese algunos minutos para permitir que las plantas o los aceites esenciales terminen su trabajo.

después a las pantorrillas y a los muslos. Insista en la planta de los pies. Al hacer esto, la eliminación de toxinas mejorará considerablemente.

Las plantas de los baños adelgazantes

Las algas se emplean ampliamente en preparaciones listas para usar, pero usted también puede prepararse un baño.

• **Baño anticelulítico:** prepare una cocción de hiedra trepadora (sólo es de uso externo, ingerida es altamente tóxica). Esta planta contiene fitoestrógenos y saponócidos que penetran en los tejidos con un efecto diurético y desinfiltrante. Calma la inflamación de los "rollos" de celulitis y ayuda a disminuir su espesor, además de beneficiar la circulación sanguínea. Agregue 2 puños de hojas frescas a 2 litros de agua fría, hierva 5 minutos y déjelas reposar 10 minutos. Filtre y viértalo en el agua de baño.

• **Baño reafirmante:** prepare una mezcla de aceites esenciales de hinojo, romero, ciprés y limón (en partes iguales). Para su baño, tome unas 10 gotas de este líquido, el cual mezclará con una cucharada sopera de leche o de espuma de baño antes de verter directamente en el chorro del grifo abierto para asegurar una buena dispersión. Este baño es también desinfiltrante.

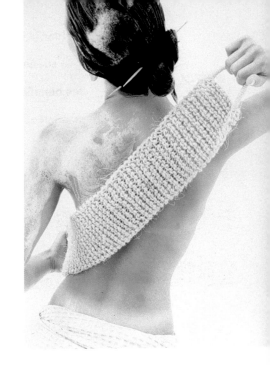

EN POCAS PALABRAS

* Prepárese un baño adelgazante en lugar de precipitarse hacia el frigorífico.

* No lo tome demasiado caliente (38 °C máximo) y quédese unos 20 minutos.

* Hiedra trepadora, aceites esenciales de romero, ciprés, hinojo y limón son sus aliados para adelgazar.

29

haga
ejercicio

Para adelgazar, no sólo hay que limitar las calorías, también hay que aumentar el gasto de energía.

¡Por lo tanto, haga ejercicio! No sólo perderá kilos más fácilmente, sino que modelará su silueta.

Menos grasa y más músculos

Cuanto más se agite, más aumentará su gasto de energía. Aun si el ejercicio no hace adelgazar directamente, es un elemento indispensable para cualquier dispositivo antikilos. Después de 40 minutos de esfuerzos, sus músculos deben renovar su energía, y para eso utilizan los depósitos de grasa. Más allá de esta combustión inmediata, existe un aumento de la masa muscula. El resul-

● ● ●   P A R A   S A B E R   M Á S

> Para que una práctica deportiva sea eficaz tiene que ser regular.

> Practique algún deporte por lo menos dos veces a la semana y en sesiones lo suficientemente largas: hay que darle tiempo al organismo de agotar sus reservas energéticas inmediatamente disponibles antes de que busque en sus depósitos.

tado: menos grasa, más músculos, una silueta mejor definida, y más elegante…

Menos estrés, menos toxinas, más oxígeno…

Una práctica deportiva regular contribuye también a disminuir el estrés. Éste nos impulsa a comer para calmar las tensiones, aun sin tener hambre, e interfiere en el metabolismo volviéndolo lento.

Cuando nos agitamos, transpiramos y el cuerpo elimina toxinas. Por eso siempre hay que tener una botella de agua cerca al realizar algún esfuerzo, con el fin de reconstituir las reservas hídricas.

Además, el cuerpo también está mejor oxigenado, las células mejor alimentadas, el sistema cardiovascular más reforzado… Todos estos beneficios aumentan nuestra sensación de bienestar y disminuyen los riesgos de comilonas compulsivas.

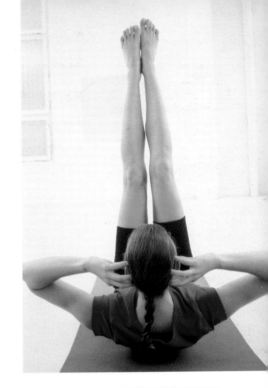

> Esta regularidad es también importante para mejorar el equilibrio psíquico y emocional de las personas que se sienten mal consigo mismas: el hecho de moverse y de sentirse cada vez más a gusto con su cuerpo las ayudará a aceptarse mejor. Es excelente para las personas tímidas o con algún complejo.

EN POCAS PALABRAS

* El deporte favorece el desarrollo de la masa muscular.

* Además, aporta otros beneficios: mayor oxigenación de las células, disminución del estrés…

* Practíquelo larga y regularmente para que el cuerpo tome lo que necesita de sus reservas.

30

escoja bien su deporte

No todos los deportes son iguales para adelgazar. Escoja una actividad que ejercite todo el cuerpo y que requiera un gasto largo y regular de energía. Y, sobre todo, opte por un deporte que le agrade...

¡El placer ante todo!

Para que la práctica de un deporte sea eficaz, debe convenirle perfectamente. Si emprende una actividad que no le produce ninguna satisfacción, corre el riesgo de abandonarla. Ahora bien, la regularidad es esencial; además, de escogerlo en función de su estilo de vida: practíquelo en un lugar cercano y así no necesitará mucho tiempo para desplazarse.

● ● ● PARA SABER MÁS

> Si usted no ha practicado ningún deporte desde hace mucho tiempo, consulte a un médico antes de iniciar alguna actividad. Algunos deportes tienen contraindicaciones precisas: debilidad cardiaca, problemas vertebrales, problemas articulares...

> El médico hará un pequeño examen para determinar las eventuales precauciones que debe tomar y el ritmo ideal en función de su estado físico. Por lo demás, muchos clubes deportivos solicitan un certificado médico para inscribirse.

Si usted tiene horarios irregulares, opte por un deporte que no se practique a horas fijas.

Esfuerzos moderados, pero duraderos y regulares

Finalmente, para ayudarla a adelgazar, el deporte debe ejercitar todo el organismo y todos los músculos, por ejemplo, la natación, la caminata, la carrera o el ciclismo. Piense también en el patinaje: cuando se practica como deporte es una excelente actividad. Y, ¿qué tal un deporte más original? Remo, esquí de fondo si vive cerca de alguna montaña…

También debe escogerse un deporte de resistencia, ya que, para que sea eficaz, el deporte debe ser de intensidad media pero prolongada. Para efectuar esfuerzos intensos y cortos (levantar pesas o correr a gran velocidad), los músculos utilizan azúcares sobre todo, pero cuando hacen esfuerzos largos y regulares recurren a los depósitos de grasa.

Después, los beneficios vendrán como reacción en cadena: no solamente quemará grasa, sino que su organismo utilizará energía para realizar bien su tarea. Además, los músculos aumentarán su volumen y se volverán más "glotones", lo cual ocasionará un desgaste global mayor del organismo.

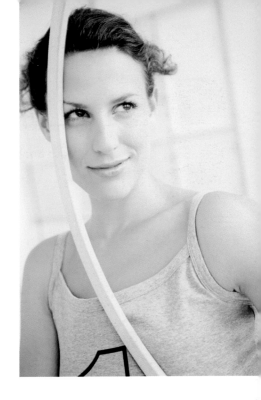

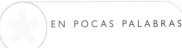

EN POCAS PALABRAS

* Escoja un deporte de resistencia con el fin de quemar las grasas.

* Practique un deporte que ejercite todo el cuerpo: carrera, natación, ciclismo, patinaje, remo…

* Opte sobre todo por un deporte que le agrade para evitar abandonarlo rápidamente.

31

pruebe el drenaje linfático

El drenaje linfático es imprescindible para acabar con la celulitis. Es una técnica agradable y eficaz, a condición de que un profesional, debidamente preparado, la practique. Eliminación, firmeza y adelgazamiento se incluyen en el programa.

La función de la linfa…

Poseemos tres sistemas circulatorios: el sistema arterial, el sistema venoso (ambos sanguíneos) y el sistema linfático. Este último ayuda al sistema venoso a eliminar los desechos del metabolismo. En esta red circula un líquido blancuzco, más o menos fluido y algo gelatinoso: la linfa. Ésta contiene urea, cloro, glucosa, ácidos orgánicos, lípidos, proteínas… La linfa circula a lo largo de canales provistos de pequeñas

● ● ●   P A R A   S A B E R   M Á S

> Una esteticista belga, Dominique Jacquemay, tuvo la idea de asociar el drenaje linfático con un masaje de puntos energéticos. La acción del masaje es integral. La estimulación energética reactiva el metabolismo y la circulación linfática.

> Esta linfoenergía se practica en institutos con esteticistas capacitados.

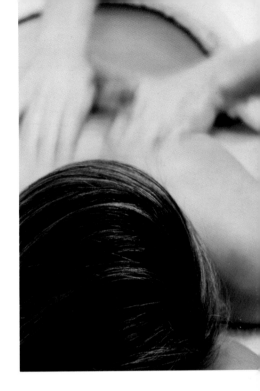

válvulas, que impiden que el líquido retroceda. Una parte del líquido interstical en el cual se encuentran nuestras células, entra a estos canales y sube así hasta la parte superior del cuerpo, donde se localiza la mayor parte del sistema de reciclado. Durante el trayecto, encuentra ganglios que filtran el líquido y recuperan una parte de las impurezas para evacuarlas en este nivel. Lo que queda, llega a la altura de la clavícula, se vierte en la vena cava y se mezcla con la sangre que se dirige a los pulmones.

Movimientos suaves y profundos

Este sistema perfecto tiene un punto débil: carece de bomba. Para subir, la linfa debe luchar contra la gravedad. Algunas veces el sistema se vuelve perezoso, la linfa se estanca, los desechos se acumulan: la celulitis se forma y los tobillos y las piernas se hinchan. En los años 50, el doctor Vodder perfeccionó un masaje específico que reactiva la circulación linfática. Consiste en una serie de movimientos suaves pero profundos (envolvimientos, bombeos…) que facilitan la abertura de los "compartimentos" y mejoran la circulación de la linfa. Después de una buena sesión de drenaje linfático, generalmente se tienen ganas de orinar: ¡prueba de que la eliminación se acelera!

 EN POCAS PALABRAS

* El drenaje linfático consiste en un masaje específico que mejora la circulación linfática.

* Es muy eficaz para combatir la celulitis y los edemas.

* La linfoenergía consiste en dar un masaje en ciertos puntos energéticos.

32

La medicina china se interesa también por la esbeltez. Algunos puntos situados en los meridianos de energía permiten reactivar el metabolismo y acelerar así la combustión de grasas y la eliminación de desechos.

dé un masaje a sus tobillos y pies

Aplique un masaje con la yema de los dedos

Para la medicina china, nuestro cuerpo se activa con una energía vital que circula a lo largo de canales llamados *meridianos*. Al actuar sobre puntos precisos, situados en el trayecto de estos meridianos, puede mejorarse el funcionamiento del organismo.

La acupuntura interviene en estos puntos con agujas o moxas, pequeños cilindros de artemisa incandescentes. Usted puede estimularlos dándoles masaje con la yema de los dedos.

Los puntos que ayudan a adelgazar

Algunos puntos mejoran la eliminación de los desechos y favorecen el metabolismo general del cuerpo aumentando el gasto de energía. Esto la ayudará a desvanecer sus kilos de más.

① El primer punto se sitúa en la parte interna de la pierna, más o menos cuatro dedos arriba de la pantorrilla y ligeramente hacia atrás.

② El segundo punto se ubica en el borde externo del pie, más o menos tres dedos arriba del dedo pequeño.

③ El tercer punto se encuentra sobre la parte alta del pie, más o menos dos dedos arriba del dedo gordo.

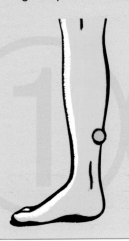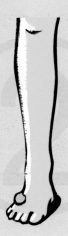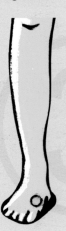

● ● ● PARA SABER MÁS

> Los puntos a tratar son ligeramente dolorosos al presionarlos. Toque y busque hasta que experimente una sensación particular: habrá encontrado el punto. Estimúlelo apoyando con la punta del dedo. Insista sin llegar a causarse dolor. Puede continuar durante uno o dos minutos en cada punto y practicarlo todas las mañanas.

EN POCAS PALABRAS

* La medicina china también se interesa por la figura.

* Algunos puntos permiten acelerar la eliminación y activar el metabolismo general.

* Usted misma puede estimularlos aplicando una ligera presión con la yema del dedo.

preste atención a sus hormonas

Algunos tipos de obesidad se deben a problemas hormonales como la pereza tiroidea, y también los ocasionan las hormonas sexuales. Para saber cuál es su caso, consulte a un médico especialista.

Principal sospechosa: la tiroides.

A algunas personas les cuesta trabajo perder peso. Hay que pensar entonces en una posible carencia hormonal. La principal sospechosa es la tiroides, responsable de numerosas actividades metabólicas. Cuando las hormonas tiroideas faltan, el organismo almacena todo lo que no utiliza. Nos sentimos cansados, hinchados, tenemos las manos y los pies fríos, el cabello opaco, etcétera.

Hormonas de crecimiento, DHEA, progesterona…

Igualmente, otras hormonas intervienen en el aumento de peso: la hormona del crecimiento, la DHEA y, sobre todo, las hormonas sexuales en las mujeres. Se trata casi siempre de problemas transitorios de peso que aparecen antes de la regla. Esto puede deberse a la falta de progesterona.

No en todos los casos puede improvisarse un tratamiento hormonal. Hay que consultar a un especialista, quien prescribirá exámenes precisos y aconsejará un tratamiento en caso de comprobarse alguna carencia hormonal.

● ● ● PARA SABER MÁS

> Sus hábitos alimenticios influyen en los niveles de secreción hormonal. Para estimular la tiroides coma frutas, verduras y cereales, y evite los excesos de carne y de grasas. Tome algún suplemento vitamínico: B1, selenio, zinc, cobre…

EN POCAS PALABRAS

* Algunas veces debe pensarse en una pereza hormonal eventual.

* Sólo un médico especializado puede analizar el estado de sus glándulas endocrinas, principalmente la tiroides.

34 pruebe el método hindú

La medicina tradicional hindú, el ayurveda, propone curas de purificación que permiten limpiar, desde el interior, cuerpo y alma, y así prepararse para un adelgazamiento exitoso. Es exótica y eficaz.

Vida sana, cuerpo sano y kilos que se van… El ayurveda es la medicina tradicional de la India. Está inspirada en preceptos antiguos que se basan en una vida sana. Durante las curas ayurvédicas, el organismo se limpia y purifica y se reactiva el metabolismo. Representa muchos elementos que le procurarán un adelgazamiento exitoso.

Una cura típica se practica en un centro especializado y dura una semana. La alimentación, que es exclusivamente vegetariana, se encuentra en la frontera del ayuno. Durante los primeros días se purifica la parte alta del sistema digestivo (ingesta de agua tibia salada, masajes). Después se purga la parte baja por medio de lavados y masajes. Finalmente, se practican tratamientos con base en aceites esenciales, baños de vapor y sesiones de relajación y de meditación. Una sale de ahí ligera, ligera, ligera…

● ● ● PARA SABER MÁS

> Ciertamente, durante una cura de este tipo se adelgaza, pero al retomar una alimentación normal el organismo reconstituye sus reservas. Para no recobrarlas todas, hágalo progresivamente: reintegre uno por uno los tipos de alimento, continúe con un día de dieta cada semana (frutas y verduras crudas) y relájese.

EN POCAS PALABRAS

* El ayurveda propone curas de desintoxicación que purifican el organismo.

* Estas curas de una semana se practican en un centro especializado.

* Incluyen lavados, masajes, dieta, relajación, meditación…

35

dé un paseo a la orilla del mar

Todos los centros de talasoterapia ofrecen tratamientos especiales de adelgazamiento. No son milagrosos, pero pueden ser un buen comienzo para adelgazar. Una semana basta para adoptar buenos hábitos. No espere más, ¡sumérjase en la esbeltez!

Una gran riqueza mineral

Los grandes centros termales (Vittel, Evian...) fueron los primeros en incursionar en el ámbito del adelgazamiento. Después, los centros de talasoterapia hicieron lo mismo. El agua de mar se adapta particularmente bien a este tipo de tratamiento, ya que es rica en oligoelementos y en minerales, particularmente yodo. Hasta el metabolismo del organismo más perezoso se reactiva.

● ● ● PARA SABER MÁS

> Aun si los médicos no los prescriben, los tratamientos de talasoterapia se practican siguiendo un control médico. Durante la primera visita, el médico del lugar verifica posibles contraindicaciones y prepara un programa en función de sus deseos.

> Al final de la estancia en un centro de talasoterapia, el mismo médico hace una evaluación y le da consejos saludables que deberá incluir en su vida cotidiana una vez de vuelta a casa.

Además, estos centros proponen menús dietéticos, así como cursos de iniciación a la dietética alimentaria. También ponen a disposición de sus clientes terapias alternativas: sofrología, *shiatsu*, *reiki*....

Tratamientos mojados o secos

Los "tratamientos mojados" son los baños, los baños de remolino, las duchas de chorro, las afusiones...; todos ellos reactivan la circulación sanguínea y linfática y aceleran la eliminación de toxinas. Durante estos tratamientos, los elementos minerales del agua de mar pasan a través de la barrera cutánea y reconstituyen las reservas del organismo. A los tratamientos mojados se añaden los "tratamientos secos": masajes, drenaje y presoterapia.

No debemos olvidar el barro marino y las algas, que son particularmente eficaces para eliminar las desagradables acumulaciones de grasa. Éstos se utilizan principalmente en forma de envolvimientos.

Por supuesto, en una semana de tratamiento no perderá el sobrepeso, pero es una buena forma de cambiar los hábitos cotidianos, de modificar su alimentación, de volver a practicar ejercicio y de aprender a relajarse.

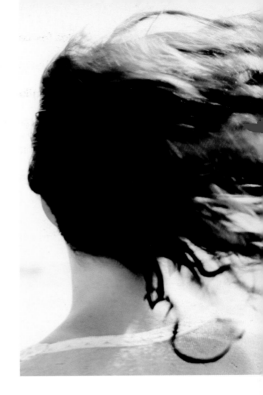

 EN POCAS PALABRAS

* Los tratamientos de talasoterapia son buenos para iniciar un régimen de adelgazamiento.

* Puede beneficiarse de los tratamientos mojados y de los secos.

* Estos tratamientos se hacen siguiendo un control médico.

36

no olvide el cromo

Se le conoce desde hace poco y todavía siguen descubriéndole nuevas virtudes. El cromo desempeña un papel primordial en el metabolismo de los azúcares y, por lo tanto, en la acumulación de kilos.

Para metabolizar los azúcares y las grasas

El cromo es uno de los oligoelementos esenciales que más recientemente se ha descubierto. Su papel es primordial para el buen funcionamiento del metabolismo de las grasas y de los azúcares, así como para la regulación del colesterol sanguíneo.
Para que el organismo pueda utilizar la glucosa disponible necesita cromo. Cuando está presente en cantidad suficiente,

● ● ● P A R A   S A B E R   M Á S

> ¡No confunda el cromo y… el cromo! El cromo nutricional (polinicotinato o picolinato de cromo) es trivalente, mientras que el cromo industrial es hexavalente. Este último puede causar alergia al contacto.

> El ejemplo más frecuente: las personas que trabajan en los cementerios sufren a menudo de eccema en las manos.

participa en la regulación del nivel de azúcar en la sangre y economiza la producción de insulina del páncreas. Cuanto más rica en carbohidratos sea su alimentación (azúcar, alimentos azucarados, cereales, leguminosas…), más necesario es un buen nivel de crom, principalmente si consume azúcares refinados. En efecto, el cromo requerido para su asimilación está presente en los alimentos naturales (cereales integrales, caña de azúcar…), pero desaparece durante el proceso de refinación.

De 150 a 200 microgramos al día

Entre los signos y síntomas carenciales se encuentran el cansancio, un alto nivel de colesterol y, sobre todo, un aumento importante de peso. Los terapeutas en nutrición estiman que una buena parte de la población de los países occidentales padece carencia de cromo. Para ayudar al adelgazamiento, aconsejan tomar de 150 a 200 microgramos de cromo al día. No existen riesgos de sobredosis. También puede integrar en su alimentación diaria alimentos ricos en cromo. Además de los cereales integrales, consuma levadura de cerveza, hígado, yema de huevo y especias (tomillo, pimienta negra…). El organismo asimila mucho mejor el cromo de origen orgánico (no químico).

> Esta sensibilidad al cromo industrial aumenta cuando las manos están en contacto con productos detergentes que reducen la protección de la epidermis.

EN POCAS PALABRAS

* El cromo es indispensable para el metabolismo de los azúcares y de las grasas.

* Cuando nos hace falta, nos sentimos cansados y aumentamos de peso.

* En casi todos los países occidentales la gente tiene carencia de cromo, por lo tanto, se aconseja tomar algún complemento que lo contenga.

37 beba el alma de las flores

El doctor Bach perfeccionó los elixires florales a principios del siglo XX. Estos pueden ayudarla a mantener su régimen sin angustia, sin miedo, sin nerviosismo... ¡Y sin flaquear!

●●● PARA SABER MÁS

> Los elixires florales pueden encontrarse en las tiendas de productos dietéticos o en las farmacias especializadas. Se venden en frascos con cuentagotas.

> Cada mañana prepare, a partir de un elixir puro, su propia dosis de la jornada: 2 gotas en medio vaso de agua natural, y tómelo en pequeñas dosis durante el día.

Las flores equilibran nuestras emociones

Edward Bach dedicó su vida a concentrar en sutiles extractos toda el alma de las flores, es decir, toda su energía curativa. Este médico inglés estaba convencido de que todos los problemas provienen de desórdenes emocionales. Estableció correspondencias entre ciertas flores y ciertos estados anímicos. Homeópata de formación, empezó entonces a diluir "naturalmente" flores recién cortadas, dejándolas reposar en una copela de agua pura y exponiéndolas a los rayos del sol. Así nacieron los 38 elixires florales del doctor Bach.

¿Roble, nogal, cerasífera o impaciencia?

Para seguir un régimen, pruebe estos elixires:
• *Impatiens* (impaciencia) calma a quienes se precipitan sobre la comida, desconocen la sensación de saciedad y no dudan en volverse a servir.

• *Cherry-Plum* (cerasífera) está indicada en personas incapaces de controlar sus impulsos alimentarios.
• *Oak* (roble) actúa sobre las personas que sienten necesidad de comer para enfrentar los problemas cotidianos.
• *Vervain* (verbena) conveniente para quienes llegan al término de un proyecto, de un libro... y de un plato.
• *Walnut* (nogal) ayuda a cambiar los hábitos y permite adquirir nuevos comportamientos alimentarios.

EN POCAS PALABRAS

* Estos sutiles extractos de flores armonizan los estados de ánimo.

* Ayudan a combatir la ansiedad y el nerviosismo que pueden presentarse cuando se está a régimen.

* Pruebe el roble, la impaciencia, la verbena o el nogal...

> También puede agregar 5 gotas de elixir floral puro en el agua de baño. Un tratamiento dura alrededor de 4 semanas.

38

En la medicina china, la esbeltez depende de la forma en que transformamos los alimentos en energía. Para estimular este proceso, hay que confiar en las agujas...

escoja la silueta oriental

Un problema de transformación

Para todas nosotras, nutrirse es absorber alimentos; en la medicina china es más complicado, puesto que desde su punto de vista, el ser humano absorbe cuatro tipos de alimento: la comida, la bebida, el aire y las emociones. Todo esto nutre las células y la energía vital que circula a lo largo de nuestros meridianos. El meridiano encargado de regular los problemas de peso se llama *Chong Mo*. Rige

● ● ●   PARA SABER MÁS

> Para los chinos, todo es energía, incluso los alimentos.

> Para ayudar al cuerpo a deshacerse de los kilos de más (*yin*) y transformarlos en energía utilizable (*yang*), hay que equilibrar la alimentación. Los alimentos yin son los siguientes: pescados de agua dulce, cereales, verduras verdes...

todas las mutaciones del hombre, ya sean alimentarias o psicológicas. Es responsable de la digestión, ya que digerir un alimento es transformarlo. Si *Chong Mo* funciona mal, los alimentos no se asimilan correctamente y la energía se acumula como materia palpable: el sobrepeso. Además, nuestra resistencia a la transformación se manifiesta también en nuestro comportamiento: es difícil adaptarse al cambio. Por ejemplo, ¡cambiar nuestra alimentación!

Agujas y moxas

Para restablecer el equilibrio energético del organismo, el acupunturista recurre a las agujas, que se aplican en puntos específicos de ciertos meridianos para estimular la energía o, al contrario, difundirla. Los acupunturistas utilizan actualmente agujas desechables que usan una sola vez y después las tiran, para evitar cualquier riesgo de contaminación. También pueden utilizar moxas: cilindros de artemisa que se encienden en uno de sus extremos como si fuera un cigarro. Después se acerca este extremo lo más posible al punto y lo calienta.

> Los alimentos yang son la carne, los quesos, las frutas, las verduras rojas… Todo, por supuesto, en el marco de una alimentación equilibrada y adaptada a su propio perfil energético.

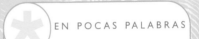

EN POCAS PALABRAS

* Nuestros kilos de más son resultado de un mal funcionamiento de *Chong Mo*, el meridiano encargado de los procesos de transformación.

* Los acupunturistas lo estimulan por medio de agujas o de moxas.

* Equilibre sus comidas de acuerdo con la naturaleza energética de los alimentos.

39

¡imite al oso!

Para equilibrar sus energías, téngale confianza al *qi gong*. Estos ejercicios energéticos provienen de la milenaria sabiduría china. Imite al oso: se sentirá mejor y la ayudará a estilizar su cuerpo.

Estimule el meridiano del bazo

Los problemas de sobrepeso algunas veces están vinculados a una mala circulación de la energía en el meridiano del bazo. Para estimularlo, intente practicar la postura del oso; hágalo por la mañana y por la noche durante 10 minutos.

Un animal lento y glotón...

El oso es un animal simbólicamente vinculado al elemento Tierra, al igual que el meridiano del bazo que rige este elemento. Es perezoso, dormilón y glotón, le encanta el azúcar y la miel... pero tiene los pies bien puestos en la tierra. La práctica de esta postura mejora la circulación de la energía en el meridiano del bazo y proporciona más seguridad y confianza en usted misma.

① Póngase de pie con los pies juntos y los brazos extendidos a lo largo del cuerpo.

② Flexione las rodillas y separe su pie izquierdo más o menos dos veces el ancho de su espalda.

③ Al mismo tiempo lleve sus manos a la altura de la cintura y suba sus brazos a la altura de la espalda, las palmas viendo al frente.

• Flexione más las rodillas de manera que sus piernas se encuentren casi paralelas al suelo.

• Lleve sus manos hacia adelante.

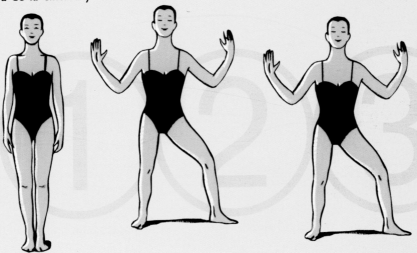

● ● ●   P A R A   S A B E R   M Á S

> Durante este ejercicio, primero deberá vaciar su mente. Después, concéntrese en el centro de la palma de sus manos y en la planta de sus pies. Considérese realmente un oso furioso y lance una mirada agresiva.

EN POCAS PALABRAS

* Los ejercicios energéticos del *qi gong* ayudan a estimular la circulación de la energía vital en los meridianos.

* Para adelgazar, hay que estimular el meridiano del bazo y hacer la postura del oso.

40 pruebe la reflexología plantar

Un masaje de pies es agradable. Además, es útil si se da en los puntos específicos que corresponden a los órganos que se desea estimular. Es el principio de la reflexología plantar.

Un mapa del cuerpo en el pie: en la planta del pie tenemos puntos reflejos vinculados a todos los órganos del cuerpo. Es el principio de la reflexología plantar. Por lo tanto, al dar masaje en la planta de los pies, pueden estimularse y armonizarse todas las funciones vitales. En especial, puede activarse la acción de la glándula tiroides dando masaje a los puntos correspondientes a la zona del cuello, a la hipófisis, a las glándulas suprarrenales y a los órganos genitales.

El masaje perfecto: empiece por dar masaje en todo el pie, por encima y por debajo, insistiendo en los dedos en lugar de "tronarlos" uno por uno. Después, concéntrese en la planta del pie. No dude en presionar profundamente sobre los puntos dolorosos.

● ● ● PARA SABER MÁS

> **Para mejorar la eficacia de este masaje, utilice un aceite preparado con una decena de gotas de aceite esencial de ciprés y de limón, y una cucharada sopera de aceite de base (almendra dulce, jojoba, albaricoque...). Los aceites aceleran la circulación sanguínea y linfática.**

EN POCAS PALABRAS

* La reflexología plantar consiste en un masaje que activa la actividad del cuerpo.

* Para adelgazar, insista en las zonas que corresponden al cuello, a la hipófisis, a las glándulas suprarrenales y a los órganos genitales.

testimonio

realizo un programa de adelgazamiento al año

"Comencé mi primer régimen de adelgazamiento cuando tenía solamente 13 años. Haga la cuenta: hace 30 años que lucho contra el sobrepeso. Aprendí a vivir de esta manera. En cuanto bajo la guardia, los kilos regresan; así son las cosas.

Pero también aprendí que esta lucha puede ser agradable y cada vez menos estresante. Por supuesto, en primer lugar aprendí a modificar mi alimentación. Realmente como mucho, así que acordé conmigo misma actuar según el caso y, sobre todo, ayudo a mi cuerpo a eliminar kilos de todas las formas posibles. Hago ejercicio (¡no demasiado!), hago una monodieta en primavera y otra en otoño y, a veces, tomo plantas que ayudan a eliminar. Lo más agradable son los masajes: me encantan los drenajes linfáticos, los masajes energéticos… no puedo renunciar a ellos. Por la noche, en casa, pido a mi esposo que me dé un masaje con aceites esenciales. En una ocasión hice un tratamiento de talasoterapia con una amiga. Fue una delicia."

41 »»

»» Aprender a comer sano y equilibrado y **ayudar al cuerpo a eliminar** es indispensable. Aunque nada de esto es suficiente si su cabeza rehúsa soltar los kilos que se han acumulado y que, en el transcurso de los años, han cobrado algún sentido.

»»» Cambiar de fisonomía no es fácil, y a veces una parte de nosotras se resiste. Para llevar a buen término un programa de adelgazamiento, **hay que hacer las paces con su imagen,** con sus emociones y con sus anhelos escondidos.

»»»»» **Algunas veces, este recorrido desemboca en una reconciliación con una misma** que va más allá de los kilos perdidos.

60
CONSEJOS

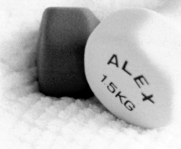

41

fíjese objetivos razonables

¡Ah, adelgazar! He aquí una buena oportunidad para ilusionarnos con nosotras mismas e imaginarnos completamente diferentes de lo que somos. Pero cuanto menos realistas seamos, menos oportunidades tendremos de lograrlo. Es mejor ver la situación desde un ángulo razonable...

Cambiar de cuerpo: un fantasma

El hecho de perder kilos no va a transformar su silueta por completo. Si su esqueleto es pesado y sus huesos son anchos, así seguirán. Si sus piernas son cortas y su torso largo, tampoco van a cambiar. Ahora bien, a menudo sucede que detrás del deseo de adelgazar se esconde el fantasma de cambiar totalmente de cuerpo. Es necesario terminar con esta idea ya que, de no hacerlo, segu-

●●● PARA SABER MÁS ───────

> Las modelos internacionales tienen generalmente un índice de masa corporal (IMC) muy por debajo de la norma. Su delgadez se encuentra en los límites de la norma médica. ¡Algunas bajan a menos de 15 IMC!

> Por lo tanto, no hay que imitarlas. Su cuerpo extremadamente delgado puede lucir cualquier tipo de ropa y adaptarse a cualquier luz, ángulo o toma. Esta delgadez extrema sólo tiene propósitos profesionales.

ramente fracasará. Tal vez logre perder kilos, pero el resultado no estará a la medida de sus expectativas y los recuperará rápidamente.

Lucidez y objetividad

Es mejor intentar ser realista y fijarse objetivos razonables. Primero en términos de peso: calcule su índice de masa corporal (IMC). Basta con dividir su peso en kilos entre su talla en metros elevada al cuadrado. Si usted mide 1.60 m y pesa 54 kilos, esto dará 54 / (1.6 x 1.6) = 21. Su IMC es 21.

Por debajo de 18.5 se habla de *delgadez*, por encima de 25 de *sobrepeso,* y por encima de 30, de *obesidad.* Consulte entonces a un médico, quien sabrá ayudarla a encontrar las causas de su aumento de peso y aconsejarle un tratamiento adecuado. Si usted tiene entre 25 y 30, puede enfrentarse por sí misma al problema. Sin embargo, evite fijarse una meta muy alta. Tome en cuenta su edad: a los 40 años es más normal tener algunos kilos de más que a los 20. Considere su estatura: es lógico pesar un poco más si sus huesos son grandes. Y no se sienta obligada a perder a cualquier precio esas redondeces agradables que tal vez forman parte de su encanto.

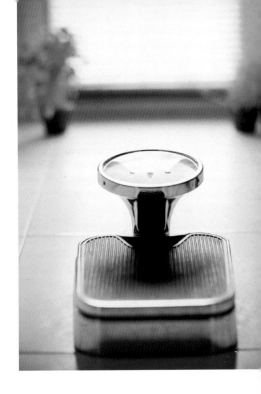

 EN POCAS PALABRAS

* Detrás del deseo de adelgazar, algunas veces se esconde el de cambiar de cuerpo. Error: perder kilos no cambiará ni su estatura ni su constitución.

* Calcule su IMC para tener una idea más precisa del número de kilos que debe perder.

42

sumérjase en la infancia

Cada vez que usted se lleva un alimento a la boca ingiere, al mismo tiempo que la comida, símbolos, recuerdos, emociones, fragmentos de su historia… Tome conciencia de ello para acabar con la dependencia.

La comida calma el sufrimiento

A través de la alimentación los recién nacidos establecen su primera relación con el mundo. El hambre provoca en ellos angustia y un auténtico dolor físico. La saciedad se constituye en un medio para calmar el sufrimiento físico y moral. Por lo tanto, no es sorprendente que a veces permanezcamos aferradas a estas sensaciones arcaicas y que busquemos alivio y consuelo en la comida, de

●●● PARA SABER MÁS

> El vino, por ejemplo, puede representar el recuerdo de un abuelo levantando su copa al final de la comida familiar del domingo, pero también la sangre de Cristo, los excesos de Baco, el calor de la convivencia, la promesa de embriaguez…

> Además hay que añadirle numerosos minerales, antioxidantes y vitaminas. Todo esto ingerimos en una sola copa de vino.

preferencia tibia y dulce como el alimento de un lactante. Es normal, pero la alimentación no es la única fuente de plenitud emocional. Si bien una tableta de chocolate la tranquiliza hoy, mañana será una sinfonía de Mozart y pasado mañana algún libro o película, así que no se inquiete.

Comer es un acto mágico

Por el contrario, si no encuentra alivio más que en la comida, entonces necesita plantearse algunas preguntas: ¿Por qué? ¿Cuándo se originó esta exclusividad emocional? ¿Qué representa para usted la comida? ¿Qué recuerdos le trae? Comer es un acto mágico, como lo explica el doctor Gérard Apfeldorfer, psiquiatra especializado en el comportamiento alimenticio. "Una sustancia que nos es extraña en un principio, termina siendo parte de nosotros debido a una compleja alquimia. Digerir es transformar el no-Yo en Yo. Acto íntimo, así es". Ciertamente, en cada bocado que ingerimos se esconde un mundo constituido de materia, pero también de símbolos ancestrales, de emociones olvidadas y de ecos imperceptibles. Ecos que necesitamos sacar a la superficie para acabar con la dependencia de la comida.

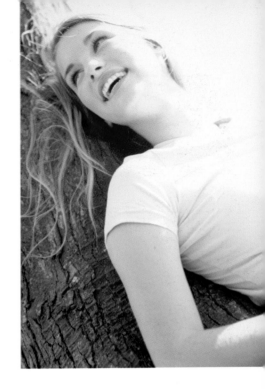

 EN POCAS PALABRAS

* La dependencia de la comida se remonta a los primeros días de vida.

* Ésta posee un valor simbólico que es necesario comprender para evitar los trastornos de la alimentación.

43 reconcíliese con su imagen

Para adelgazar, hay que aprender a mirarse en el espejo. Es la mejor manera de saber dónde estamos y qué camino debemos recorrer cada día para alcanzar la meta que nos fijamos.

Por casualidad, en el reflejo de una vitrina…: cuando nos consideramos demasiado gordas, con razón o no, tendemos a huir de nuestra imagen. Nos miramos cada vez menos, casi sin darnos cuenta. Cuando por casualidad nos vemos en el reflejo de alguna vitrina, realmente nos desconocemos. En cualquier caso, tenemos una imagen falsa de nosotras mismas.

Téngale confianza a los espejos: hay que aprender a mirarse. Para comenzar, son necesarios algunos puntos de referencia: obsérvese primero en el mismo espejo y en el mismo lugar, para que ningún elemento exterior distraiga su atención. Después, haga el esfuerzo de poner otros espejos en su casa: en el cuarto de baño, en su habitación… Finalmente, intente mirarse, siempre que tenga la oportunidad, en el espejo de la entrada a su edificio o en casa de sus amigos. No hay nada de narcisista en ello. Es solamente una forma de reconciliarse con su imagen.

● ● ● PARA SABER MÁS

> Una vez que haya recobrado el hábito de mirar su imagen, podrá enfocarse en los detalles que le gustan de usted (forzosamente los tiene): su sonrisa, sus piernas, sus pies… Así aprenderá a valorarlos.

EN POCAS PALABRAS

* Cuando pensamos que estamos gordas, inconscientemente dejamos de mirarnos.

* Ponga espejos en casa, no huya de su imagen, mírese en casa de otras personas…

44 no confunda adelgazar con tener éxito

"Cuando adelgace, todo marchará mejor…" Alimentar estas ideas sólo conduce hacia el fracaso. La esbeltez puede darle muchas satisfacciones, pero no resolverá sus problemas.

Los kilos que ocultan los defectos: "Cuando adelgace me atreveré a pedir un aumento, conoceré al hombre de mi vida, ya no seré tímida…" Los kilos de más en ocasiones sirven para ocultar lo que consideramos defectos o incapacidades, y esperamos que los problemas desaparezcan con los kilos.

Problemas y remordimientos: Cuando adelgazamos, los antiguos problemas se actualizan y resurgen sin máscaras. Cierto, somos más delgadas, pero hasta ahí. El hecho de adelgazar nos obliga a mirar de frente los problemas. Para evitar que esto suceda, algunas personas prefieren volver a engordar, inconscientemente, por supuesto. Así que intente establecer muy bien lo que espera de su régimen. ¡Sin hacerse ilusiones!

● ● ● PARA SABER MÁS

> A menudo estos problemas son el origen del famoso *síndrome del yo-yo*: adelgazamos, volvemos a engordar, adelgazamos… Y se repetirá hasta que tomemos conciencia de este proceso. Una vez que recuperamos kilos, éstos asumen nuevamente su papel de máscara para mantener nuestras ilusiones.

EN POCAS PALABRAS

* No debemos exigir a un régimen más de lo que puede dar.

* A veces el exceso de peso esconde otros problemas.

¿Es usted ávida o mesurada?

¿Compulsiva o *gourmet* golosa?

¿Amante de lo dulce o devoradora de lo salado...?

Para adaptar mejor su alimentación a sus gustos,

primero hay que saber qué tipo de "comedora" es.

45

analice su comportamiento alimentario

Adapte su régimen a su forma de comer

A algunas personas les encanta comer, pero saben cuándo detenerse. Otras sólo disfrutan la comida cuando están completamente serenas. También hay quienes, al contrario, no pueden dejar de comer cuando los acosa alguna preocupación... Cada quien come a su manera. Para que la pérdida de peso sea permanente, hay que adaptar los nuevos hábi-

●●● PARA SABER MÁS

> Una bitácora es importante, sobre todo para verificar sus hábitos alimentarios fuera de las horas de comida. Es entonces cuando la mayoría de los candidatos flaquea.

> Comemos un poco aquí y otro poco allá, bebemos algo de alcohol para sentirnos mejor o para relajarnos, tomamos un café acompañado de un pastel o de un pedazo de chocolate...

tos alimentarios a lo que somos; a nuestros gustos y a nuestra forma de comer.

Lleve una bitácora

La forma más sencilla de darnos cuenta de nuestro comportamiento alimentario es a través de un bitácora. Tome una libreta y haga tres columnas en cada página. A la izquierda, escriba todo lo que come y la hora. A la derecha, anote los acontecimientos relevantes del día. En la columna de en medio, registre sus estados de ánimo frente a las circunstancias que los provocaron: momentos de nerviosismo, de alegría, de contrariedad... Muy pronto se dará cuenta de si existen correlaciones entre sus actividades, sus emociones y sus impulsos alimentarios. También verá cuáles son los alimentos que come más a menudo. Tal vez se sorprenda...

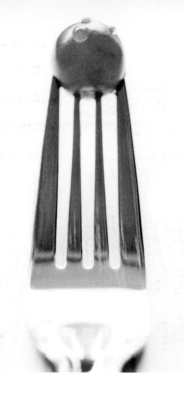

> **Y en seguida lo ocultamos para no tener el recuerdo de lo que ingerimos en la comida anterior.**

EN POCAS PALABRAS

* Para adelgazar de forma permanente hay que adaptar sus nuevos hábitos alimentarios a su manera de comer.

* Para conocer sus hábitos, lleve una bitácora.

* Así podrá observar sus resbalones entre comidas.

46

elimine
el estrés

El estrés influye en nuestro comportamiento alimentario y en nuestro metabolismo. Para no sufrir sus efectos, hay que aprender a protegerse. Relajación, plantas y homeopatía están en el programa…

Más apetito, más hormonas…

El estrés interviene en el aumento de peso porque influye en el apetito. Algunas personas, cuando están sometidas a un estrés intenso, necesitan comer más para calmarse. Aprender a manejar el estrés es un excelente instrumento de regulación del apetito. También la tensión nerviosa influye de manera directa en el metabolismo. Frente al estrés, nuestro cuerpo secreta un conjunto de hormonas que lo

● ● ● PARA SABER MÁS

> Desde la época de las cavernas, nuestro sistema de adaptación fisiológica al estrés ha evolucionado muy poco: las hormonas que secretamos nos preparan para luchar o para huir (aceleración del ritmo cardiaco, afluencia sanguínea en los músculos y el cerebro, aumento de la capacidad respiratoria…).

> Desgraciadamente, los problemas que debemos afrontar no tienen nada que ver con los de nuestros antepasados.

preparan para responder. Esta tormenta hormonal interfiere en el funcionamiento del metabolismo basal.

Las estrellas de la lucha antiestrés

La relajación (*véase* Consejo 47) puede protegerla de los efectos del estrés, pero también existen otras herramientas:
Las plantas: la infusión de valeriana calma la ansiedad (una cucharada sopera de raíces en 1/4 de litro de agua fría; hierva 3 minutos y déjela reposar 10 minutos).
La verbena la ayudará a adaptarse a las situaciones difíciles (añada 50 g a un litro de agua fría, macere 10 minutos, hierva durante 10 minutos y deje reposar otros 10 minutos).
La homeopatía también puede ser muy eficaz.

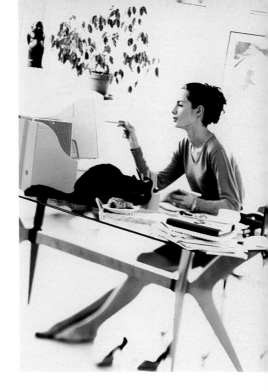

> La mayor parte del tiempo no podemos reaccionar huyendo a toda prisa ni a golpes. Por lo tanto, dicha tormenta hormonal se vuelve inútil y a la larga provoca problemas.

 EN POCAS PALABRAS

* El estrés influye en el apetito y en el metabolismo.

* Para luchar contra el estrés, relájese, confíe en las plantas y en la homeopatía.

* Nuestro dispositivo de adaptación al estrés no se ha adecuado a la vida moderna.

47 aprenda a relajarse

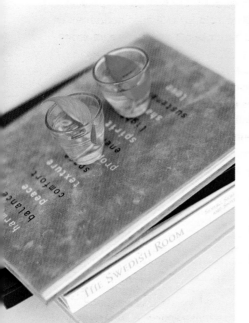

Es un elemento indispensable del dispositivo antikilos. Aprender a relajarse constituye un recurso de elección en la lucha contra el estrés. Las técnicas de relajación son numerosas: ¡escoja la suya!

●●● PARA SABER MÁS

> En todas las técnicas de relajación interviene una herramienta central: la respiración. Es la única de nuestras funciones vitales consciente e inconsciente a la vez.

> Durante el sueño continuamos respirando, pero podemos controlar la respiración si lo deseamos. El estrés repercute inmediatamente en ella: se hace más corta, más rápida y más superficial.

Técnicas para todos los gustos

Todas las técnicas de relajación tienen el mismo objetivo: permitir a la persona que las practica deshacerse de tensiones físicas, mentales, emocionales y relacionales; ayudarla a ver más claramente en su interior; proporcionarle calma y serenidad. Son muchos los caminos que conducen a este punto. Algunas técnicas se concentran en el cuerpo, otras en la mente o en los mensajes positivos. Las hay para todos los gustos. Descubra la que más le convenga e intégrela a su vida cotidiana. Le será más fácil resistir cuando la tensión nerviosa la empuje a ceder y a vaciar el frigorífico.

Algunos métodos eficaces

• **El *training* autógeno:** es una técnica de relajación física y mental que insiste en la percepción de las sensaciones interiores (calor, latidos del corazón…). El objetivo es encontrar la calma rápidamente a través de la repetición de palabras clave durante las situaciones estresantes de la vida diaria.

• **La relajación dinámica:** se empieza reconociendo las tensiones físicas, se acentúan para apreciarlas mejor y se desenmarañan. El objetivo es aprender a utilizar sólo los músculos necesarios en los movimientos cotidianos para economizar energía y evitar las tensiones.

• **La meditación zen:** hay que sentarse en la postura za zen (con las piernas cruzadas, la espalda recta y los ojos semicerrados) para vaciar la mente, concentrándose en la respiración. El objetivo es alcanzar un perfecto estado de paz mental.

EN POCAS PALABRAS

✳ Para adelgazar, hay que tranquilizarse. La relajación ayuda a manejar el estrés.

✳ *Training* autógeno, relajación dinámica, meditación zen… escoja usted.

✳ Algunas veces, respirar calmada y profundamente es suficiente para alejar las tensiones.

> Si hacemos el esfuerzo por respirar calmada y profundamente, la tensión se atenúa y el estrés se va.

48

diga "sí" a la felicidad

Cuando estamos felices, serenas y calmadas, adelgazamos más fácilmente que durante los periodos de pena y dolor. Entonces, aprenda a decir "sí" al placer y a la felicidad en su vida cotidiana.

Acabe con las relaciones tóxicas...

Algunas personas nos hacen sentir bien, mientras que otras nos atacan y nos devalúan en nuestras narices. Sin embargo, algunas veces nos involucramos en relaciones "tóxicas" que generan un estrés relacional tan perturbador como el estrés profesional o familiar.

Así, algunos mecanismos psicológicos complejos a veces nos llevan a rodearnos de personas que nos causan desdichas, simplemente porque pensamos

● ● ●   PARA SABER MÁS

> Durante la infancia se establece esta relación conflictiva:.

> Si la mirada de nuestros padres era cariñosa y nos inspiraba apoyo, nos percibiremos como "satisfactorias", pero si estaba llena de reproches y de recriminaciones, nos consideraremos "insatisfactorias".

que no nos merecemos otra cosa. Para tranquilizarnos, y a veces también para castigarnos, nos compensamos vaciando la despensa o el frigorífico, pues la comida nunca nos traiciona, no mide el placer que nos da ni nos manipula... ¡Hasta que subimos a la báscula!

Cultive su autoestima

El deseo de adelgazar se alimenta casi siempre de un sentimiento persistente: no somos lo que quisiéramos ser. No nos queremos y pensamos que las demás personas tampoco nos quieren. Cuantas más experiencias de fracaso acumulemos, más se deteriorará nuestra autoestima y más ataques de culpabilidad padeceremos.

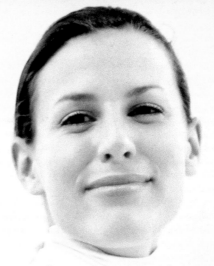

Para salir de este engranaje, hay que reconquistar nuestra autoestima. Intente precisar sus cualidades y defectos. Pida consejo a las personas en que confía. Si es necesario, pida ayuda a un terapeuta.

> Si nos percibimos como "insatisfechas", inconscientemente nos estamos aferrando a esa imagen tan profundamente arraigada. ¡Incluyendo volver a engordar cada vez que logramos adelgazar!

 EN POCAS PALABRAS

* Adelgazamos más fácilmente cuando somos felices.

* Algunas veces no nos lo autorizamos: acumulamos las relaciones "tóxicas".

* Para reconquistar la autoestima debemos mirarnos con objetividad.

49

controle sus emociones

Las crisis emocionales son el enemigo número uno de los regímenes. Un ataque de cólera, una gran pena, una crisis de angustia, y desistimos. Para evitar correr el riesgo, más vale aprender a manejar nuestras emociones.

¡Nuestros buenos propósitos se olvidan!

El miedo, la ira, la tristeza, la alegría, la sorpresa y el disgusto son las seis emociones fundamentales que comparten todos los seres humanos de todos los pueblos del planeta. Dichas emociones son los peores enemigos de los regímenes porque, a veces, cuando nos enfrentamos a alguna de ellas, perdemos de vista nuestros recursos. Nos sumergimos en una ola violenta y repentina que nos hace olvidar nuestros objetivos y nuestros buenos

● ● ● PARA SABER MÁS ———————

> Sin importar de qué emoción se trate, ya sea que la paralice o la ofusque, intente la siguiente técnica:

> Cierre los ojos, piense en la niña que alguna vez fue, recuerde sus sufrimientos y consuele sus penas.

propósitos, incluyendo los que implican adelgazar. No todos reaccionamos igual frente a estas crisis emocionales. En algunas personas son excepcionales, mientras que en otras son muy frecuentes. Cada cual posee sus umbrales de resistencia y sus debilidades. Habrá quien sea incapaz de soportar el enojo, pero tolerará el miedo con mayor facilidad, mientras que alguien más estará indefenso frente a lo imprevisto y se sentirá confundido con las alegrías inesperadas.

Reconocer, ubicar, evitar

Para dejar de sentirnos rebasadas por nuestras emociones hay que aprender a manejarlas. Existen numerosas técnicas que giran en torno a un eje central: primero, hay que reconocer las emociones que nos alteran, después habremos de ubicarlas en cuanto se manifiesten y, final-

mente, convendrá poner en práctica estrategias para evitarlas. A veces, cuando el problema está profundamente arraigado y se relaciona con una antigua herida afectiva, hay que explorar nuestros recuerdos ocultos para desenterrar las causas de los conflictos emocionales presentes.

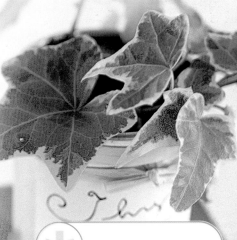

> A menudo, bastan dos o tres minutos para encontrar un sosiego suficiente y dejar pasar lo peor de la tormenta.

EN POCAS PALABRAS

* Para no sentirnos rebasadas por alguna emoción, hay que aprender a reconocerla, a ubicarla y a evitarla.

* A veces, hay que buscar lejos, en el pasado, las causas de los conflictos emocionales presentes.

50

imagínese delgada y en forma

¿Qué tal si reemplaza sus pensamientos negativos por positivos? ¿Por qué no concentrarse en los logros en lugar de aferrarse a los fracasos? A veces el pensamiento positivo proporciona resultados sorprendentes…

Proyéctese una película

El principio del pensamiento positivo es sencillo: cuando estamos despejados y relajados nuestra mente recibe más fácilmente las imágenes que le proponemos. Basta con aprovechar ese estado que se encuentra a medio camino entre la vigilia y el sueño para "proyectarnos una película", formular frases positivas, imaginar escenas ideales. Es una técnica agradable y más efectiva de lo que pueda creerse.

● ● ● PARA SABER MÁS

> Si intenta utilizar la técnica de la imagen, dedíquese a elaborar todos los detalles. Cuanto más realista sea la escena, mejor percibirá los perfumes, los sonidos, los colores y su representación será más eficaz.

> Fije su atención en el universo de los sentidos. Las sensaciones contribuyen a que el mensaje positivo se arraigue profundamente.

Muchas técnicas psicocorporales utilizan los principios del pensamiento positivo: la sofrología, la visualización, el método Silva… Cada una las integra a su manera en un dispositivo más amplio. Por la noche, antes de dormir, usted también puede practicar el pensamiento positivo recostada en su cama.

Una sesión típica

Recuéstese en una habitación tranquila, en la oscuridad y cierre los ojos. Procure evitar las interrupciones. Respire profundamente hasta que se sienta totalmente calmada. Después, repítase mentalmente una frase preparada con anterioridad. Por ejemplo: "Pierdo fácilmente un kilo por semana, me siento ligera y en forma, cada día me acerco más a mi peso ideal." De la misma forma, puede imaginarse tal como sueña ser al final del régimen: usted está con unos amigos, lleva puesta ropa que acentúa su nueva silueta, todo el mundo la felicita, la miran con envidia… Todo esto parece inútil pero, poco a poco, las imágenes y los mensajes positivos se impregnan en usted y su mente termina por creerlo. Esto la ayuda a alcanzar sus objetivos en lugar de ponerse obstáculos.

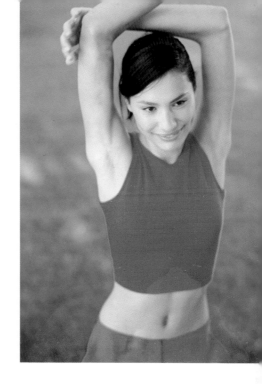

 EN POCAS PALABRAS

∗ El pensamiento positivo se basa en un principio sencillo: reemplazar los mensajes negativos que nos enviamos permanentemente, por mensajes positivos.

∗ También puede practicarlo por la noche, en su cama. Si lo hace regularmente, su mente terminará por creerlo.

51

atrévase a practicar la PNL

La programación neurolingüística (PNL) surgió en los años 70 en Estados Unidos. Es muy pragmática y propone encontrar en nosotras mismas las herramientas para triunfar: el éxito es cuestión de peso.

¡Una mala comunicación entre una misma y… una misma!

La programación neurolingüística es una técnica de comunicación con los demás y con una misma. Ahora bien, a menudo los problemas de sobrepeso resultan de una mala relación consigo misma. Perdemos de vista nuestros deseos, no tenemos claras nuestras verdaderas motivaciones… Resultado: no alcanzamos nuestro objetivo. La PNL pretende

● ● ● PARA SABER MÁS

> En la PNL, como en otros casos, no debe fijarse una meta muy alta.

> Es mejor proceder por etapas sucesivas y regulares que dar un gran salto a lo desconocido.

ser decididamente eficaz. No se complica regresando al pasado ni busca las causas ocultas de los problemas actuales. Sólo pretende ayudar a quien la practica a encontrar en sí mismo los instrumentos del éxito, independientemente del marco y del contenido, aunque se trate de una "frívola" cuestión de peso.

Las herramientas de la PNL

Todos tenemos comportamientos, pero no somos esos comportamientos. Para liberarnos de ellos y adoptar nuevas actitudes más acordes con nuestros verdaderos deseos, la PNL propone diversas técnicas: sincronización corporal y lingüística, disociación, arraigamiento, localización de estrategias, identificación de criterios... Todas estas denominaciones un tanto burdas designan técnicas corporales complejas que necesitan practicarse con un maestro bien capacitado en PNL.

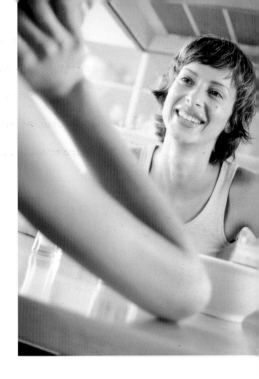

> No se trata de reemplazar un problema por otro, por ejemplo: adelgazar y deprimirse, adelgazar y volverse agresiva o adelgazar y estar agotada.

EN POCAS PALABRAS

* La PNL es una técnica pragmática que no busca en el pasado la causa de nuestros problemas.

* Se trata de identificar nuestros comportamientos inadecuados y transformarlos.

* La PNL debe practicarse con un maestro bien capacitado.

52 ofrézcase una sesión de *hammam*

El calor húmedo, los masajes, las envolturas de barro, los frotamientos que dejan una piel satinada… Una sesión de *hammam* es una buena forma de reconciliarse con su cuerpo para adelgazar serenamente.

La higiene de las mujeres árabes: en los países árabes se considera que ir al *hamman* es un acto de higiene. Al menos una vez a la semana disfrutan del vapor húmedo, frotan su piel para liberarla de las células muertas, se dan masajes con aceites aromáticos, conversan, se cuentan historias de mujeres lejos de las miradas masculinas…

Mostrarse ante otras miradas… en realidad una sesión de *hammam* no está hecha para adelgazar, pero puede ayudar. Primero, el calor húmedo hace transpirar, lo cual ayuda al organismo a deshacerse de sus toxinas. Además, constituye una buena opción para reconciliarse con el propio cuerpo y con nuestra imagen al ocuparnos de nosotras mismas durante algunas horas, proporcionándonos cuidados y mostrándonos ante otras miradas que no están ahí para juzgar…

●●● P A R A   S A B E R   M Á S

> **El calor seco del baño sauna hace transpirar más que el calor húmedo del *hammam*. Usted puede darse una sesión de sauna para ayudar a su cuerpo a evacuar las toxinas. Cuidado: el baño sauna no es aconsejable para las personas que padecen problemas cardiovasculares.**

 E N   P O C A S   P A L A B R A S

✳ El calor húmedo del *hammam* hace transpirar y ayuda a eliminar las toxinas.

✳ El calor seco del baño sauna es también eficaz.

53 déjese tocar

A veces, una hora de masaje es mejor que un día de régimen. Y es que las manos del masajista hablan al mismo tiempo con nuestro cuerpo, con nuestra cabeza y con nuestra alma.

Una herramienta de autorreconciliación: cuando engordamos y cuando alternamos aumento de peso y adelgazamiento, terminamos por perder el contacto con nuestro cuerpo. Ya no nos "sentimos". La imagen que tenemos de nosotras se distorsiona. Los masajes son una excelente herramienta de reconciliación con nosotras mismas. Para recibir un masaje, primero hay que desvestirnos, es decir, mostrarnos tal cual somos.

Los masajes proporcionan grandes beneficios físicos, pero no hay que olvidar los beneficios psicológicos: activación de la circulación sanguínea y linfática, relajación nerviosa, desaparición de los bloqueos musculares… Existen diversas técnicas: masaje sensitivo gestáltico, masaje californiano, energético, ayurvédico… Escoja usted.

● ● ● PARA SABER MÁS

> Algunos masajes tienen una dimensión verdaderamente psicoterapéutica. El *rolfing* y la integración estructural se fusionan en la idea de que nuestras emociones reprimidas podrían incrustarse en nuestra carne en forma de tensiones. Al deshacerlas manualmente, los recuerdos salen a la superficie y se liberan.

EN POCAS PALABRAS

* Los masajes son una buena herramienta de reconciliación con nosotras mismas.

* Cuando recibimos un masaje, sentimos nuestro cuerpo y ya no podemos olvidarlo.

* Todos los masajes activan la circulación sanguínea y linfática.

54

combata sus complejos

Demasiado pequeño o demasiado grande, nos falta esto o nos sobra aquello… Nos cuesta trabajo querernos tal como somos. Los complejos envenenan nuestra vida y nos impiden emprender tranquilamente una eficaz lucha antikilos.

Los modelos de los padres

Hay mañanas en las que todo sale mal: nos vemos feas con cualquier cosa que usemos. No nos gusta nada de nosotras mismas. Nos sentimos nulas, estúpidas, banales… ¡Deténgase! Es una típica crisis aguda de complejos. Hay que reaccionar rápidamente para dar marcha atrás, pues no sirven para nada y sólo nos fastidian la existencia. Los complejos provienen de una imagen distorsionada de nosotras

●●● PARA SABER MÁS

> Hay muchas formas de reconstituir la autoimagen: el deporte, las técnicas de creatividad (teatro, escultura, pintura…), las técnicas psicocorporales (sofrología, relajación dirigida, método Vittoz…), el pensamiento positivo y la visualización…

> No hay que olvidar la psicología tradicional: va a la raíz del problema para desenterrar algunas humillaciones precisas que nuestra conciencia ha olvidado, pero que siguen influyendo en nuestro inconsciente.

mismas que heredamos desde la infancia. No nacemos acomplejadas, eso sucede después. Si bien nuestros padres no son los únicos culpables de nuestros complejos, algunas de sus actitudes pudieron favorecerlos. Quizá negaron nuestros problemas repitiendo "no es nada", protegiéndonos en exceso, devaluándonos públicamente o, al contrario, valorándonos al extremo de lograr que creyéramos que nunca estaríamos a la altura de sus expectativas. No importa, el resultado está ahí.

Los medios para salir

El exceso de peso es un blanco ideal para los complejos: podemos actuar para borrarlos, por lo tanto, somos culpables de no haber resuelto el problema. Se trata de un círculo vicioso horriblemente eficaz que algunas veces nos impide adelgazar, ya que si logramos resolver el conflicto, perdemos la excusa. Por eso recuperamos rápidamente los kilos perdidos para restablecer el equilibrio anterior.

Por lo tanto, antes de soñar con adelgazar, hay que medir la dimensión real del problema y evaluar la cantidad de complejos que contiene. Si es muy grande, hay que atacarlos antes que a los kilos.

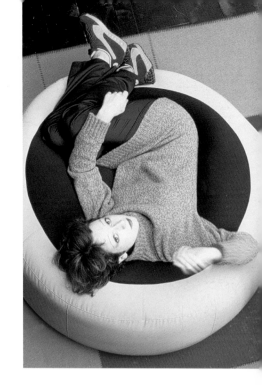

55

póngase en manos de la psicología

Cuando el sobrepeso lleva mucho tiempo establecido y parece inamovible, suele tener alguna utilidad para nuestra economía psíquica. Es el momento de recurrir a la psicología especializada.

Kilos que tienen peso

Puede suceder que los kilos tengan un sentido profundo. Algunas veces se acumulan debido a un choque emocional o afectivo intenso, como para protegernos del mundo exterior. También pueden servirnos de caparazón para impedir que nos comuniquemos normalmente con los demás. Aunque no se trate de un deseo consciente, nuestro inconsciente nos lleva a encerrarnos en un capullo de grasa por

● ● ● PARA SABER MÁS

> Las estadísticas muestran que las terapias cognitivo-conductuales dan mejores resultados en los trastornos de la conducta alimentaria.

> Estas terapias son particularmente exitosas en lo que respecta a verdaderas conductas bulímicas.

alguna razón que sólo él conoce. Tal vez sea tiempo de atacar esta causa profunda. Póngase en manos de la psicología.

Psicología especializada

Existen analistas especializados en el tratamiento de los trastornos de la conducta alimentaria. Los psiquiatras o psicoterapeutas son los profesionales más capacitados para apoyarla en su decisión de adelgazar. Cuanto más antiguo sea su sobrepeso, más economía psíquica se ha organizado a su alrededor. Tal vez encuentre en ello beneficios secundarios que no sospecha. Puede escoger la psicología clásica o la psicología conductual. La primera se esforzará por ayudarla a encontrar las causas escondidas en el sobrepeso para eliminarlas. La segunda tratará sobre todo de llevarla progresivamente a modificar sus comportamientos alimenticios.

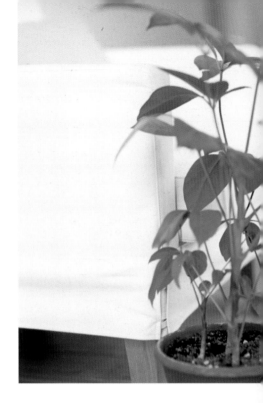

> El trabajo está encaminado hacia la reeducación del comportamiento alimentario y hacia una reconstrucción de la autoimagen.

 EN POCAS PALABRAS

* Algunas veces nuestros kilos tienen peso.

* Recurrir a la psicología puede ayudarla.

* La psicología conductual ofrece los mejores resultados en materia de reeducación del comportamiento alimentario.

56

pruebe la hipnosis

"Sus párpados son tan pesados como el plomo... ¡duerma!". La hipnosis no es solamente un espectáculo teatral, es también una terapia muy eficaz contra el sobrepeso. Aunque esta hipnosis médica es un poco diferente...

Un estado de conciencia modificado

La hipnosis podría ser eficaz para combatir el sobrepeso en al menos 60% de los casos, siempre y cuando el sujeto sea hipnotizable, lo cual no siempre sucede. Alrededor de dos de cada diez personas muestran una gran resistencia a dejarse llevar por las órdenes del hipnotizador. Esta hipnosis médica no tiene nada que ver con la hipnosis de espectáculo: el sujeto no está completamente dormido,

● ● ● PARA SABER MÁS

> Se necesitan alrededor de 12 sesiones para obtener algún resultado. La terapia dura aproximadamente dos meses. Generalmente, los pacientes comienzan a adelgazar después de 10 o 15 días.

> Si no sucede nada después de cinco sesiones de hipnosis, es mejor dejarlas: esto significa que el sujeto bloquea los mensajes y no reacciona a las sugestiones.

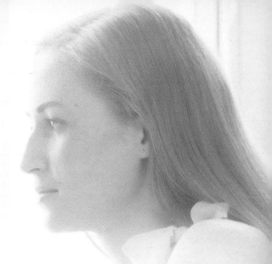

sino simplemente sumergido en un estado de relajación profunda. No pierde la noción de lo que pasa; es sólo un estado de conciencia modificado que permite al terapeuta introducir sugestiones en la mente de su paciente, enfocadas a la pérdida de peso.

Un kilo por piso

La hipnosis ayuda a cambiar la representación que nos hacemos de nosotras mismas. Para esto, el terapeuta comienza cada sesión con una entrevista que permite evaluar la petición real del paciente, su problemática oculta… Después, precisan juntos las sugestiones de las que tratará la sesión. A continuación, viene un periodo de relajación profunda durante el cual el terapeuta transmite las sugestiones. A menudo se trata de imágenes: el sujeto se ve en un ascensor y, cada vez que sube un piso, su silueta pierde un kilo. También existen escena-

rios que actúan directamente sobre el metabolismo: se "sugiere" al cuerpo que queme más grasas o que elimine más desechos.

> Como sucede con tantos otros métodos, la pérdida de peso mediante hipnosis no va más allá de dos o tres kilos por mes y pasa por niveles de resistencia que deben negociarse con paciencia.

 EN POCAS PALABRAS

* En 60% de los casos, la hipnosis ayuda a adelgazar.

* La hipnosis terapéutica no tiene nada que ver con la hipnosis de espectáculo.

* Hay que asistir a una docena de sesiones para obtener algún resultado.

57

reconcíliese con la mirada de los demás

Algunas veces nos dejamos intimidar por la mirada de otras personas como si nuestra vida dependiera de ello... Sin embargo, puede ser que nos estemos negando a recibir mensajes positivos porque pensamos que no los merecemos. Llegó la hora de la reconciliación.

Del deseo de agradar a la tiranía voluntaria

No existe juez más severo que una misma, y la impresión de tener algunos kilos de más nos lleva, algunas veces, a no valorarnos ante nuestros propios ojos, hasta el punto de que olvidamos ver el reflejo que nos envían los demás. Es cierto, todo el mundo quiere agradar. Pero hay que tener cuidado de que este legítimo deseo no se convierta en una

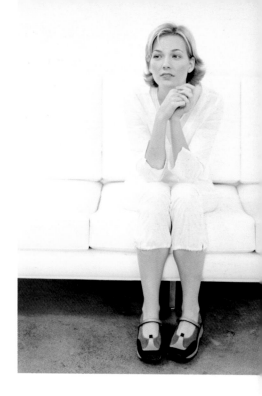

tiranía voluntaria. Esto puede suceder de dos formas: ya sea que nos neguemos a aceptar los cumplidos que se nos hacen y las miradas de aprecio que recibimos, porque estamos convencidas de que no los merecemos; o bien que perdamos toda proporción y nos entreguemos sin remedio a las opiniones externas, hasta el punto de que la más pequeña mirada de desprecio nos destruya. En ambos casos perdemos el contacto con nuestra realidad y con nuestro ser interior.

Reconstruir nuestra propia imagen

En todos los casos la solución es la misma: hay que reconstruir una sólida autoimagen. Después, la percepción que tengamos de nosotras mismas podrá alimentarse de los elementos positivos que nos proporcionen los demás, sin dejarnos destruir por las miradas negativas. Así podrá establecerse un equilibrio entre nuestras percepciones interiores y las informaciones que recibimos del exterior. Este equilibrio nos permite también deshacernos de los dictados de la moda que cambian con el paso de las épocas, al igual que una veleta.

 EN POCAS PALABRAS

* Algunas personas se someten a la mirada del prójimo.

* Otras la rechazan pensando que no merecen ninguna mirada positiva o de aprecio.

* En los dos casos necesitan reconstruir la imagen que tienen de ellas mismas.

58 la moda es relativa

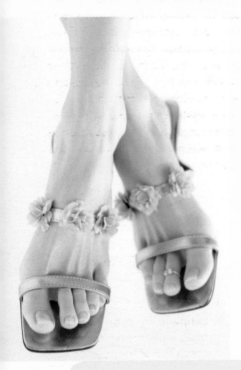

Las imágenes congeladas de las revistas nos enferman con un ideal de belleza que nos cuesta trabajo imitar. Y es que no tienen mucho que ver con la realidad.

> Como si fuera nuestro deber olvidar la vida real, las preocupaciones cotidianas, las contrariedades que se acumulan, las noches de insomnio y el cansancio de los fines de semana.

Seguir la norma
cueste lo que cueste

En la Edad Media estaba de moda tener la frente muy amplia: así que las mujeres se depilaban para adaptarse a los criterios en vigor. Después, a finales del siglo XIX, se aplaudían los talles muy delgados: por lo tanto, las mujeres se operaban para quitarse las dos costillas flotantes. Y cuando la imagen femenina de la moda exaltaba los senos planos, se usaban corsés tan apretados que se sufrían vértigos... La moda siempre ha dictado las feroces reglas a las que tenemos que adaptarnos para agradar. Al menos es lo que se cree, tanto que olvidamos quiénes somos para seguir, cueste lo que cueste, las normas en vigor.

Estrategias para adelgazar
a veces aberrantes

Actualmente, ser delgada está de moda. Por lo tanto, una gran parte de la pobla-

ción occidental se dedica a perder kilos. Es verdad que el exceso de peso es malo para la salud, pero las estrategias aberrantes que algunas personas practican para perder kilos que no existen también lo son. Un estudio estadounidense mostró que una mujer que tuviera las medidas de un maniquí de escaparate tendría muy mala salud. Carecería del nivel de grasa suficiente para que su metabolismo siguiera funcionando normalmente. La solución reside simplemente en el sentido común: seguir la moda sin dejarse tiranizar por ella, sin olvidar tomar en cuenta lo que realmente somos.

EN POCAS PALABRAS

* Las normas de belleza han cambiado con el paso de los siglos y siempre han ocasionado comportamientos aberrantes.

* Actualmente la norma es la delgadez.

* Si bien los kilos de más resultan realmente malos para la salud, algunas conductas para estar a la moda también lo son.

> Necesitamos ser conscientes de que seguir este camino nos hace sentir culpables y nos aleja de lo más importante.

59

concédase algún gusto

¿Le gusta comer? Es normal, comer es un verdadero placer, pero no es único. Para resistir la tentación, ofrézcase otros placeres: viajes, salidas, música, pintura… ¡No se prive de nada!

Comer: un placer entre otros

Una vez más, no es necesario eliminar la noción de placer de su vida con el pretexto de que está a régimen, pero es el momento de ampliar la gama de posibilidades de lo que le produce sensaciones agradables, de manera que la gastronomía únicamente sea un placer más ¡entre muchos otros!

Empiece por pensar en todo lo que le hubiera gustado hacer cuando era más

● ● ●   P A R A   S A B E R   M Á S ——————————

> Según Madeleine Gesta, conocida dietista creadora del método que lleva su nombre, hay que darle a las comidas el lugar que merecen con el fin de asociar el placer de comer con otras satisfacciones.

> Comer con personas que queremos, en un lugar tranquilo, sin presionarnos demasiado, hacer una comida sana y variada…

joven, y que ha abandonado a lo largo de los años, y hágalo.

Una receta de placeres

El placer es una cuestión seria, tanto que un cancerólogo estadounidense, Carl Simonton, ha hecho de él una práctica médica. Pide a sus pacientes una lista de grandes y pequeños placeres: caminar descalzo en la arena, pintar acuarelas o tocar el saxofón, dejar todo para dar la vuelta al mundo... Les prescribe una receta en la cual tienen que disfrutar al menos un placer por día, esto porque las satisfacciones que nos damos tienen una incidencia en nuestro metabolismo. Así que no dude, imagine, atrévase... Simplemente intente enfatizar los placeres que afinan la línea. Por ejemplo, ¡planee salir a bailar toda la noche en lugar de hacer un recorrido gastronómico!

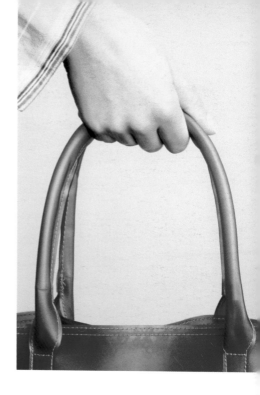

> Comer así es una forma de evitar concentrarse únicamente en la comida, de integrarla a un "superplacer" del cual sólo es un elemento más.

 EN POCAS PALABRAS

* Para no sentirse obsesionada por el placer de comer, amplíe la gama de posibilidades de sus placeres.

* Imagine, atrévase, invente... Es el momento de retomar el saxofón, de ir a bailar salsa o de caminar descalza en la arena.

60 recompénsese por cada kilo perdido

¿Ha conseguido perder kilos progresivamente practicando buenas resoluciones? Merece felicitaciones. ¿Y quién mejor que usted para dárselas?

Anímese constantemente: en lugar de enfocar su atención en lo que le falta por perder, en lugar de sentirse siempre frustrada por no adelgazar al ritmo deseado, anímese, felicítese sin cesar. Adelgazar es una prueba y cada kilo perdido es una victoria sobre usted misma. Incluso, aprenda a ritualizar estas pequeñas victorias para darles más resplandor.

Concédase lo que le gusta: busque algo que le proporcione placer (excepto por supuesto una barra de chocolate) y concédase algún regalo por cada peldaño que se haya propuesto: un kilo, dos kilos, cinco kilos… Puede ser una reunión con amigos, una sesión de *hammam*, ir con el estilista, un paseo por el bosque… También puede ser ropa que sellará el acuerdo con su nueva silueta.

● ● ● PARA SABER MÁS

> Si tiene un (o una) amigo(a) con los mismos problemas que usted, intente hacer un programa de adelgazamiento para dos. Esto permite ayudarse cuando se tiene la sensación de estar a punto de flaquear y felicitarse mutuamente cuando se tiene algún logro. ¡Y dos felicitaciones son mejores que una!

EN POCAS PALABRAS

* En lugar de fijar su atención en los kilos que le faltan por perder, concéntrese en los que ya perdió.

* Felicítese, concédase pequeños placeres (excepto comida).

testimonio

me he reconciliado conmigo misma

"Yo no era bulímica, pero casi. Durante cerca de 20 años perdí cientos de kilos y recuperé otros tantos. Seguía regímenes infernales durante varias semanas, hasta que un día, caía. Sentía flaquear mi lucidez, me convertía en el juguete de una parte de mí misma. Esta extraña sensación de dualidad me llevó a consultar a un psicólogo. Intenté encontrar un tratamiento que me conviniera. Después todo pasó muy rápido: entendí por qué no podía autorizarme a mí misma adelgazar: me esforzaba por permanecer fiel a una imagen que me había construido para protegerme de la violencia que sufrí en mi infancia. Pude desenterrar este sufrimiento y mirarlo de frente. A continuación, hice algunos cursos de desarrollo personal para reconstruir mi autoestima y la imagen que tenía de mí misma. Esto me permitió adelgazar. Es verdad que no soy filiforme, pero alcancé un peso razonable para mi edad y, sobre todo, estable. Y lo más importante: me siento realmente mejor conmigo misma. Es como si finalmente hubiera descubierto quién soy."

guía de plantas medicinales

En esta tabla hemos incluido los nombres científicos de cada planta para que usted pueda conseguirlas en cualquier región de América Latina, independientemente de sus nombres comunes locales.

Nombre común	Nombre científico
alga parda	*Fucus vesiculosus*
algas	*Fucus vesiculosus*
artemisa, ajenjo o estafiate	*Artemisia spp.*
castaño de Indias	*Aesculus hippocastanum*
cherry-plum (cerasífera)	*Prunus ceracifera*
cina	*Artemisia cina*
ciprés	*Cupressus sempervirens*
extracto de algarroba	*Prosopis flexuosa*
gelsemio	*Gelsemium sempervirens*
goma guar	*Cyamopsis tetragonolobus*
hiedra o hiedra trepadora	*Hedera helix* (La hiedra trepadora no debe beberse ni ingerirse pues es altamente tóxica, **sólo es de uso externo**).
hinojo	*Foeniculum vulgare*
impaciencia	*Impatiens glandulifera*
kelp o sargazo	*Laminaria*
limón	*Citrus limonum*
melisa	*Melissa officinalis* (En México se emplea como sustituto del toronjil morado, o *Agastache mexicana*, con usos terapéuticos semejantes).
oak (roble)	*Quercus ruber*
pimienta negra	*Pimenta dioica*
raíz de hinojo	*Foeniculum vulgare*
romero	*Rosmarinus officinalis*
tamarindo malabar	*Garcinia cambogia*
té de riñón	*Orthosiphon aristatus*
tomillo	*Thymus vulgaris*
toronjil	*Agastache mexicana*
valeriana	*Valeriana officinalis, Valeriana edulis*
velosilla	*Hieracium pilosella*
verbena	*Verbena officinalis*
walnut (nogal)	*Vitis vinifera*

spp : abreviatura en latín de especies.

Marabout...

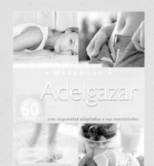

MARABOUT
Adelgazar
60 consejos con respuestas adaptadas a sus necesidades

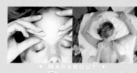

MARABOUT
Dolores de cabeza
60 consejos con respuestas adaptadas a sus necesidades

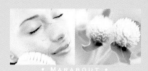

MARABOUT
Anti-alergias
60 consejos con respuestas adaptadas a sus necesidades

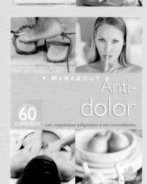

MARABOUT
Anti-dolor
60 consejos con respuestas adaptadas a sus necesidades

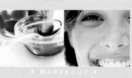
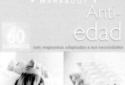

MARABOUT
Anti-edad
60 consejos con respuestas adaptadas a sus necesidades

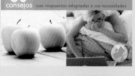

MARABOUT
Menopausia
60 consejos con respuestas adaptadas a sus necesidades

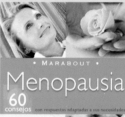

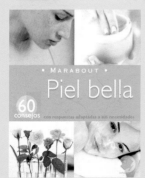

MARABOUT
Piel bella
60 consejos con respuestas adaptadas a sus necesidades

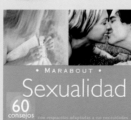

MARABOUT
Sexualidad
60 consejos con respuestas adaptadas a sus necesidades

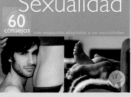

MARABOUT
Piel y sol
60 consejos con respuestas adaptadas a sus necesidades

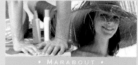

es tu secreto

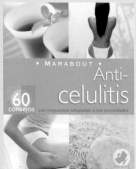

MARABOUT

Anti-celulitis

60 consejos con respuestas adaptadas a sus necesidades

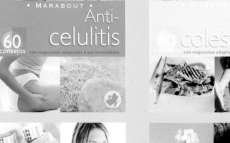

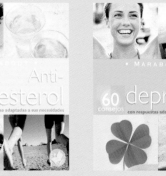

MARABOUT

Anti-colesterol

60 consejos con respuestas adaptadas a sus necesidades

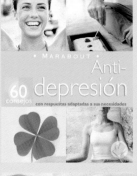

MARABOUT

Anti-depresión

60 consejos con respuestas adaptadas a sus necesidades

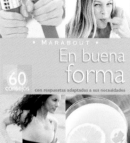

MARABOUT

En buena forma

60 consejos con respuestas adaptadas a sus necesidades

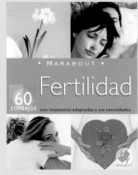

MARABOUT

Fertilidad

60 consejos con respuestas adaptadas a sus necesidades

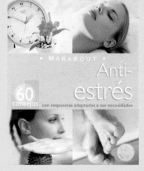

MARABOUT

Anti-estrés

60 consejos con respuestas adaptadas a sus necesidades

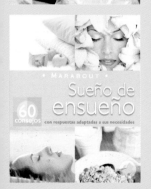

MARABOUT

Sueño de ensueño

60 consejos con respuestas adaptadas a sus necesidades

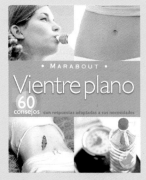

MARABOUT

Vientre plano

60 consejos con respuestas adaptadas a sus necesidades

MARABOUT

créditos

Traducción y adaptación:
Ediciones Larousse con la colaboración del Instituto Francés de América Latina (IFAL) y de Érika Gil Lozada.

Revisión técnica en plantas medicinales:
Biólogos Miguel Ángel Gutiérrez Domínguez y Yolanda Betancourt Aguilar.
Jardín Botánico Universitario de Plantas Medicinales de la Universidad Autónoma de Tlaxcala.

Créditos fotográficos:
Fotografías de portada: sup. izq. P. Curto/Getty Images, sup. der. T. Hoenig/Zefa, inf. der. e izq. Neo Vision/Photonica.
p. 9: Angsar/Zefa; pp. 10, 15, 19, 32, 45, 48, 51, 60, 78, 87, 89, 98, 103, 113: Neo Vision/Photonica; p. 13: © Akiko Ida; p. 17: G. Schuster/Zefa; p. 21: Meeke/Zefa; p. 23: R. Knobloch/Zefa; p. 25: E. Dreyer/Stone; p. 27: M. Thomsen; p. 29: © Akiko Ida; p. 35: T. Hoenig/Zefa; p. 37; © Akiko Ida; p. 41: B. Shearer/Option Photo; p. 42: © Akiko Ida; p. 53: Gulliver/Zefa; p. 55: Studio 21/Zefa; p. 57: Jepp/Zefa; p. 63: H. Brehm/Marie Claire; p. 65: Emely/Zefa; p. 67: Emely/Zefa; p. 69: J. Lamb/Stone; p. 75: C. Leahy/Stone; p. 91: M. Möllenberg/Zefa; p. 95: T. Billingsley; p. 97: Besnault/Marie Claire; p. 101, Emely/Zefa; p. 105: M. Möllenberg/Zefa; p. 107: Gulliver/Zefa; p. 111: M. P. Morel/Marie Claire; pp. 114-115: Gulliver/Zefa; p. 117: D. Chavkin; p. 118: M. Möllenberg/Zefa; p. 121: R. Knobloch/Zefa.

Ilustraciones: Marianne Maury Kaufmann para las páginas 70-71 y 82-83.

EDICIÓN ORIGINAL
Responsable editorial: Caroline Rolland y Delphine Kopff
Dirección de la publicación: Marie Borrel
Coordinación: Marine Barbier
Dirección artística: Guylaine Moi
Realización: G & C MOI
Iconografía: Alexandra Bentz y Guylaine Moi

Título original: *Minceur*
D. R. © MMII Hachette Livre (Hachette Pratique)
D. R. © MMVI Ediciones Larousse S.A. de C.V.
Londres núm. 247, México, 06600, D.F.
ISBN 2-012-36627-9 (Hachette Livre)
ISBN 970-22-1306-1 (Ediciones Larousse S. A. de C.V.)

SEGUNDA REIMPRESIÓN DE LA PRIMERA EDICIÓN – III/06

Marabout es una marca registrada de Hachette Livre

Esta obra no puede ser reproducida, total o parcialmente, sin autorización escrita del editor.

Impreso en México – Printed in Mexico

VERSIÓN PARA AMÉRICA LATINA
Dirección editorial: Amalia Estrada
Asistencia editorial: Lourdes Corona
Coordinación de portadas: Mónica Godínez
Asistencia administrativa: Guadalupe Gil

Si desea más información sobre plantas medicinales, puede acudir a:
Red Mexicana de Plantas Medicinales y Aromáticas S.C., Hierbas Orgánicas de México S.A.,
Herboristería Internacional La Naturaleza, Leonarda Gómez Blanco 59, Lote 6 manzana 2, Fracc. Villa Ribereña, Acxotla del Río Totolac, Tlaxcala. C.P. 90160
Tels. (241) 41 85 100, (246) 46 290 73, (222) 232 73 60
www.redmexicana.cjb.net
www.herbolariamexicana.org
Jardín Botánico Universitario de Plantas Medicinales
Secretaría de Investigación Científica, Universidad Autónoma de Tlaxcala, Av. Universidad No. 1, C.P. 90070 Tlaxcala, Tlaxcala
Tel. (246) 46 223 13 hierbas@prodigy.net.mx